Early Rehabilitation Clinical Techniques
for Critical Care

重症早期康复
医 护 技 术

主 审 许兆军

主 编 王 婳 陈 瑜 沙宇毅

副主编 俞丽英 王泓权 张水树 王 韬

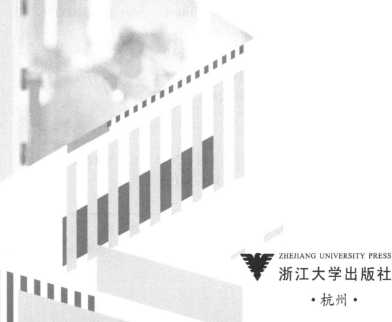

ZHEJIANG UNIVERSITY PRESS
浙江大学出版社
·杭州·

图书在版编目（CIP）数据

重症早期康复医护技术 / 王婳，陈瑜，沙宇毅主编 .

杭州：浙江大学出版社，2025. 6. -- ISBN 978-7-308
-26195-1

Ⅰ. R459.7；R49

中国国家版本馆 CIP 数据核字第 20253KQ929 号

重症早期康复医护技术

王　婳　陈　瑜　沙宇毅　主编

策划编辑	金　蕾	
责任编辑	金　蕾	
文字编辑	范一敏	
责任校对	蔡晓欢	
封面设计	春天书装	
出版发行	浙江大学出版社	
	（杭州市天目山路148号　邮政编码310007）	
	（网址：http://www.zjupress.com）	
排　　版	杭州晨特广告有限公司	
印　　刷	浙江新华数码印务有限公司	
开　　本	787mm×1092mm　1/16	
印　　张	13.25	
字　　数	212千	
版 印 次	2025年6月第1版　2025年6月第1次印刷	
书　　号	ISBN 978-7-308-26195-1	
定　　价	88.00元	

《重症早期康复医护技术》
编委会

主　审：许兆军

主　编：王　婳　陈　瑜　沙宇毅

副主编：俞丽英　王泓权　张水树　王　韬

编　委（按姓氏笔画排序）：

于甜雪	马雪寒	王　旭	王　芳	王　培
王仁立	王春燕	王雪丽	方　圆	孔振芳
叶　琳	叶科军	叶冠军	冯　春	邢红叶
庄　茗	刘　敏	祁　烨	许海尔	孙琼慧
李　媚	杨　萍	杨　群	杨剑春	杨瑶琴
岑雪波	何　盛	汪　洋	张玉楚	张袖宇
张烽柱	陈　莺	陈倪倪	陈海燕	陈培服
陈碧新	邵琴燕	林海雪	郁婷婷	金艳艳
周小洋	周琪妍	赵楠楠	胡　康	胡旭军
姜懿家	洪　月	倪舒芳	徐　宁	徐　畅
徐　敏	徐小郁	徐建飞	符宾宾	蒋　维
傅晓君	滑晓莉	詹晔斐	潘　涛	潘建能

前 言

◆PREFACE

随着医学的高速发展,各种危重症的抢救成功率得到了极大的提高,大量患者的生命得到了挽救。同时,危重症遗留的问题也深深地困扰着我们。这些患者经历了严重的疾病、手术的创伤、ICU内的长期监护,可能出现肌肉萎缩、关节僵硬、运动能力下降等情况,导致身体功能受损、日常生活能力下降。长期的疾病治疗和ICU环境可能引起患者情绪低落、焦虑、抑郁等心理问题。监护室的探视制度使患者与家人、朋友和社会脱离联系,产生社交隔离。面对艰辛和漫长的康复过程,患者可能缺乏信心和动力,产生自我怀疑。

重症早期康复的概念被提出来用于解决上述问题,并被大众所接受。

重症康复的时机,指患者转入ICU后,各项指标符合以下的标准:40次/min<心率<120次/min;90mmHg≤收缩压≤180mmHg,或(和)舒张压≤110mmHg,65mmHg≤平均动脉压≤110mmHg;呼吸频率≤35次/min;血氧饱和度≥90%,机械通气吸入氧浓度(FiO_2)≤60%,呼气末正压≤10cmH$_2$O;在延续生命的支持阶段,使用小剂量的血管活性药支持治疗,多巴胺≤10μg/(kg·min)或去甲肾上腺素/肾上腺素≤0.1μg/(kg·min),即可实施康复介入。对于特殊体质的患者,可根据患者的具体情况实施。

针对重症患者的康复治疗需组建多学科团队,成员包括医生、护士、物理治疗师、职业治疗师、心理咨询师等,成员之间需保持良好的沟通和协作。团队成员应按期参加相关的培训及会议,不断更新自己的知识和技能。团队的工作应以患者为中心,尊重患者的需求和意愿,倾听他们的声音,建立良好的信任关系。

《重症早期康复医护技术》的主体内容分为3章:第1章——重症医疗技术,阐述五大系统的重症临床技能,并辅以简明的流程图说明;第2章——重症护理技术,阐述ICU内实用的各项护理技能,内容翔实,步骤细致;第3章——重症康复实例,结合重症典型的病例,根据病程的时间,辅以恰当、高效的康复操作手法。本书的理论内容精简,配有生动规范的实务操作视频展示,旨在针对不同的重症患者,讲解如何开展重症早期康复,并解决三大关键问题:何时做? 做什么? 怎么做? 本书可供重症医学的临床医生、护士及康复师参考使用。

以下为编者结合实践经验与理论学习,对重症早期康复特点进行总结:

重症患者险象历,病情复杂八十一。
休克感染出血袭,机器管子难脱离。
疾病恢复岗位离,唉声叹气心着急。
若要生活质量提,重症康复来助力。

文献报道曾提起,患者救治不容易。
重症患者躺七天,肌肉就会变无力。
机械通气超两周,脱机失败来找你。
休克患者躺月余,肥胖患者手脚细。

我科自从一四起,康复医师床旁立。
镇静镇痛早脱离,重症康复要给力。
MOTO坐位电刺激,针灸手法相联系。
大黄脐贴肠胃理,白天锻炼夜睡起。

重症患者床上移,去甲调小可坐起。
氧合改善练脱机,清醒膈肺练臂力。
状态稳定床直立,主动锻炼加物理。
疾病恢复速度起,出院即可挣分厘。

为把重症技能提,大家都可从头起。
著书释义把条理,康复锻炼有获益。
临床理论不可离,实践技能要清晰。
流程视频来答疑,手把手来教会你。

小错纰漏难避离,若有意见请多提。
重症患者难管理,医生护士同努力。
工作务必做精细,理论实践永相依。
不忘初心使命记,创新实干出佳绩。

编　者
2025 年 2 月

目 录
◆CONTENTS

第1章　重症医疗技术 ……………………………………………………1

　　第1节　呼吸系统常用的重症医疗技术 ………………………………3

　　第2节　循环系统常用的重症医疗技术 ………………………………13

　　第3节　泌尿系统常用的重症医疗技术 ………………………………30

　　第4节　消化系统常用的重症医疗技术 ………………………………37

　　第5节　神经系统常用的重症医疗技术 ………………………………44

第2章　重症护理技术 ……………………………………………………51

　　第1节　常用的重症基础护理技术及仪器操作规范 …………………53

　　第2节　呼吸系统常用的护理技术操作规范 …………………………76

　　第3节　循环系统常用的护理技术操作规范 …………………………90

　　第4节　泌尿系统常用的护理技术操作规范 …………………………111

　　第5节　消化系统常用的护理技术操作规范 …………………………128

　　第6节　神经系统常用的护理技术操作规范 …………………………140

　　第7节　运动系统(骨科)常用的护理技术操作规范 …………………144

第3章　重症康复实例 ……………………………………………………151

　　第1节　呼吸系统的重症康复 …………………………………………153

　　第2节　心脏的重症康复 ………………………………………………161

　　第3节　神经系统的重症康复 …………………………………………167

　　第4节　消化系统的重症康复：以急性胃肠功能损伤的康复为例 ………173

第5节　泌尿系统的重症康复:以急性肾损伤的康复为例 ················ 176
第6节　精神障碍的重症康复 ················ 179
第7节　其他危重症疾病的康复 ················ 184

第4章　重症康复的展望 ················ 193

参考文献 ················ 197

附　录 ················ 201
附录一　康复治疗方法教学视频 ················ 201
附录二　缩略词表 ················ 203

第1章

重症 医疗 技术

围绕呼吸系统、循环系统、泌尿系统、消化系统、神经系统,介绍常用的重症医疗技术。

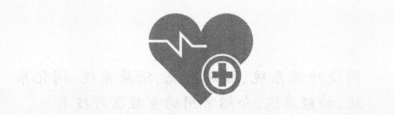

第1节　呼吸系统常用的重症医疗技术

　　呼吸系统医疗技术包括常压氧疗和呼吸系统临床操作。常压氧疗分为低流量系统(low flow oxygen system,LFOS)和高流量系统(high flow oxygen system,HFOS)。低流量系统包括鼻导管给氧、简易面罩给氧和储氧面罩给氧等。高流量系统包括文丘里面罩给氧、呼吸球囊给氧、经鼻高流量氧疗(high flow nasal oxygen,HFNO)和机械通气等。常见的呼吸系统临床操作包括气管插管技术、经皮扩张气管切开术、环甲膜穿刺术、胸腔穿刺术和胸腔闭式引流术等。

一、常压氧疗技术

(一)低流量系统

1.鼻导管给氧
导管的类型有单鼻导管和双鼻导管。吸入氧浓度=0.21＋0.04×氧流量(L/min)。其适用于需要普通氧疗的患者。

2.简易面罩给氧
氧流量为5～12L/min,吸入氧浓度为35%～50%。其适用于需要较高的吸氧浓度或过度通气的患者。

3.储氧面罩给氧
氧流量为6～15L/min,吸入氧浓度为35%～100%。无单向活瓣时,二氧化碳易潴留。其适用于需要高浓度吸氧但无二氧化碳潴留的患者。

(二)高流量系统

1.文丘里面罩给氧
氧流量可调,吸入氧浓度为24%、26%、28%、30%、35%、40%、50%。流量调控精准,不易引起二氧化碳潴留。其适用于需要高氧流量和(或)过度通气的患者。

2.呼吸球囊给氧
吸入氧浓度为21%、45%～55%、90%～100%。其适用于短时给氧的情况,如呼吸心跳骤停、气道梗阻、气管插管前准备等。

　　操作流程见图1.1.1。

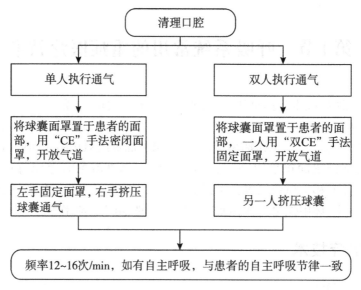

图 1.1.1　呼吸球囊给氧操作流程

3.经鼻高流量氧疗

氧流量持续高于患者的吸气峰流速,最高达 80L/min。吸入氧浓度为 21% ～ 100%。其适用于重症肺炎、急性呼吸窘迫综合征、有创呼吸机撤机、慢性阻塞性肺疾病(chronic obstructive pulmonary disease,COPD)等。

二、无创正压通气

(一)适应证

其适合呼吸困难、常规氧疗无效、有高碳酸血症的患者,如①慢性阻塞性肺疾病急性发作(acute exacerbation of chronic obstructive pulmonary disease, AECOPD);②急性心源性肺水肿;③中重度支气管哮喘;④神经肌肉性疾病引起的呼吸功能不全;⑤睡眠呼吸暂停综合征;⑥有创机械通气后的康复治疗等。

(二)禁忌证

禁忌证包括①神志不清;②心跳呼吸停止;③血流动力学不稳定;④自主呼吸弱;⑤存在高风险误吸的可能;⑥面部或气道损伤畸形;⑦上呼吸道梗阻;⑧消化道大出血或穿孔;⑨未经引流的气胸或纵隔气肿;⑩严重腹胀,或 1 周内有腹部手术史等。

(三)常用的通气模式

常用的通气模式有持续气道正压通气(continuous positive airway pressure,CPAP)和双水平气道正压通气(bi-level positive airway pressure, BIPAP)。

(四)并发症

并发症有面部皮肤软组织压伤、口干、胃肠胀气、误吸、不耐受等。

(五)注意事项

1.患者的一般情况应符合神志清、自主呼吸、血流动力学稳定和咳痰有力。

2.应用无创正压通气1~2h后,疗效不佳或不能耐受时,应尽早考虑改为有创机械通气。

三、机械通气

(一)目 的

机械通气的目的是改善通气,改善氧合,减少呼吸做功。

(二)适应证

适应证有①呼吸频率>35次/min或<8次/min;②肺活量<15mL/kg;③氧分压(PaO_2)<50mmHg(吸空气时);④二氧化碳分压($PaCO_2$)>50mmHg;⑤最大吸气压<25cmH$_2$O;⑥肺泡-动脉氧分压差[P(A-a)O_2]>300mmHg(吸纯氧时)等。

(三)禁忌证

无绝对禁忌证。相对禁忌证有①肺大疱有破裂风险者;②未经引流的气胸及纵隔气肿;③支气管胸膜瘘;④大咯血气道未通畅前等。

(四)并发症

并发症有①肺不张;②呼吸机相关性肺炎;③肺气压伤;④氧中毒;⑤通气不足;⑥低血压;⑦呼吸机依赖;⑧通气过度等。

(五)基本的通气模式

通气模式有①压力控制通气;②压力支持通气;③双水平气道正压通气;④气道压力释放通气;⑤容积控制通气;⑥间歇指令通气;⑦同步间歇指令通气;⑧指令分钟通气;⑨容积支持通气;⑩辅助-控制通气;⑪压力调节容积控制通气;⑫适应性支持通气;⑬容积保障压力支持通气等。

四、气管插管技术

(一)目 的

目的是使呼吸道通畅,便于生命维持和疾病治疗。

(二)适应证

适应证有①需要建立人工气道以进行机械通气和治疗;②不能自主清除气道分

泌物;③上呼吸道存在阻塞、狭窄、损伤等影响正常通气的情况;④手术麻醉需要等。

(三)禁忌证

无绝对禁忌证。相对禁忌证有①喉头水肿;②喉头炎症;③严重的凝血功能障碍;④主动脉弓部巨大主动脉瘤等。

(四)并发症

并发症有①缺氧;②损伤;③误吸;④插管位置异常;⑤气道出血;⑥气囊漏气;⑦气道梗阻等。

(五)用物准备

气管插管技术的用物准备见表1.1.1。

表1.1.1　气管插管技术的用物准备

用物名称	数量	用物名称	数量
喉镜	1	牙垫	1
气管导管(大小号各1根备选)	2	胶带	1
导管芯	1	纤维支气管镜	1
镇静药物	适量	无菌石蜡油	1
5mL注射器	1	2%利多卡因5mL	1

(六)操作流程

操作流程见图1.1.2。

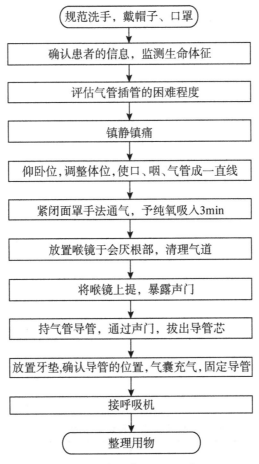

图 1.1.2 气管插管技术的操作流程

(七)注意事项

1.防止损伤会厌及声带,注意插入喉镜的力度和深度。

2.防止呼吸道阻力增加,确保插入的导管粗细合适。

3.防止导管滑脱,注意导管和牙垫的固定。

4.防止误吸,随时吸尽口腔内的分泌物。

5.气管内的插管时间不宜过长。

五、经皮扩张气管切开术

(一)目的

该操作的目的是保证呼吸道长期通畅。

(二)适应证

适应证有①需长期机械通气治疗;②气管插管困难;③气管插管超过1周;④短期内无法自主清理气道分泌物;⑤高位颈椎损伤;⑥口腔、咽、喉头颈部大手术或严重创伤者,需进行预防性气管切开等。

(三)禁忌证

无绝对禁忌证。相对禁忌证有①难以纠正的凝血障碍;②儿童患者;③切口处局部感染或肿瘤浸润等。

(四)并发症

并发症有①皮下或纵隔气肿;②气胸;③出血;④感染;⑤气道狭窄;⑥各种气管瘘;⑦气管套管脱出;⑧拔管困难等。

(五)用物准备

经皮扩张气管切开术的用物准备见表1.1.2。

表1.1.2 经皮扩张气管切开术的用物准备

用物名称	数量	用物名称	数量
气切套管	1	镇静药物	1
大铺巾包	1	气切固定带	1
碘伏消毒液500mL	1	5mL注射器	1
2%利多卡因5mL	1	纤维支气管镜	1
0.9%生理盐水10mL	1		

(六)操作流程

经皮扩张气管切开术的操作流程见图1.1.3。

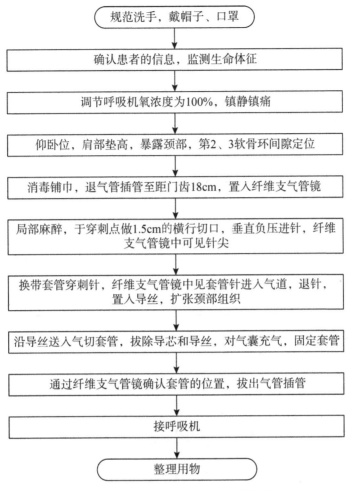

图 1.1.3　经皮气管切开术的操作流程

(七)注意事项

有①穿刺前需行血管超声检查,排除穿刺部位存在大血管;②穿刺后需通过纤维支气管镜确认位置。

六、环甲膜穿刺术

(一)目　的

目的是快速紧急建立呼吸通道,为气管切开赢得时间。

(二)适应证

适应证有①急性上呼吸道梗阻;②喉源性急性呼吸困难;③气管插管困难或无条件进行紧急气管切开术的紧急抢救等。

(三)禁忌证

无绝对禁忌证。

(四)并发症

并发症有①出血;②食管瘘;③皮下或纵隔气肿等。

(五)用物准备

环甲膜穿刺术的用物准备见表1.1.3。

表1.1.3　环甲膜穿刺术的用物准备

用物名称	数量	用物名称	数量
穿刺针或粗大针头	1	针头固定带	1
铺巾	1	10mL生理盐水	1
碘伏消毒液500mL	1	无菌手套	1
2%利多卡因5mL	1	无菌纱布	1
5mL注射器	1		

(六)操作流程

环甲膜穿刺术的操作流程见图1.1.4。

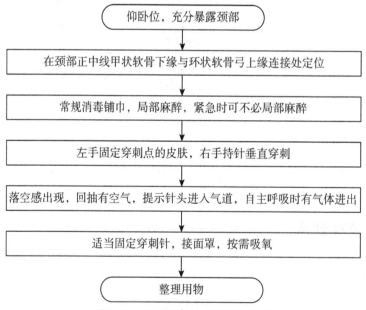

图1.1.4　环甲膜穿刺术的操作流程

(七)注意事项

有①穿刺不宜过深,避免损伤食管;②避免损伤环状软骨,以免引起术后喉狭窄;③穿刺针的留置时间不超过24h。

七、胸腔穿刺术

(一)目　的

目的有①帮助诊断;②放液、放气以缓解症状;③局部治疗。

(二)适应证

适应证有①诊断需要获取标本;②治疗需要解除压迫症状或注射药物等。

(三)禁忌证

无绝对禁忌证。相对禁忌证有①包虫病;②凝血功能严重障碍;③穿刺部位或附近有感染;④不能配合穿刺等。

(四)并发症

并发症有①气胸;②血胸;③膈下脏器损伤;④胸膜反应;⑤胸腔感染;⑥肿瘤种植;⑦复张性肺水肿等。

(五)用物准备

胸腔穿刺术的用物准备见表1.1.4。

表1.1.4　胸腔穿刺术的用物准备

用物名称	数量	用物名称	数量
胸腔穿刺包	1	盛放胸水的容器	1
无菌手套	3	留取标本的容器(根据情况准备试管、培养瓶)	若干
引流袋	2	2%利多卡因5mL	1
治疗盘(碘酒,棉签,纱布,胶布,5mL、20mL、50mL注射器)	1		

(六)操作流程

胸腔穿刺术的操作流程见图1.1.5。

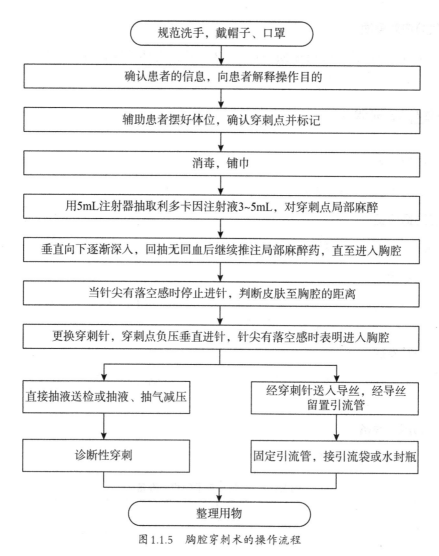

图 1.1.5　胸腔穿刺术的操作流程

(七)注意事项

有①穿刺前需 B 超定位;②抽液不可过快、过多,首次抽液量不超过 600mL;③必要时复查胸片或 B 超,观察有无气胸等并发症;④注意胸膜反应。

八、胸腔闭式引流术

(一)目　的

目的有①持续引流;②观察胸腔内的出血情况;③平衡胸膜腔的压力。

(二)适应证

适应证有①中等量以上的胸腔积液、积气、积血;②需反复穿刺以排气、排液;③需机械通气的气胸患者;④脓胸或胸部瘘管;⑤胸部术后等。

(三)禁忌证

无绝对禁忌证。相对禁忌证有①严重的凝血功能异常;②结核性脓胸等。

(四)并发症

并发症有①皮下气肿;②膈下脏器损伤;③复张性肺水肿;④出血;⑤纵隔摆动;⑥胸腔感染;⑦肺不张;⑧引流管脱出或阻塞等。

(五)用物准备

胸腔闭式引流术的用物准备见表1.1.5。

表1.1.5　胸腔闭式引流术的用物准备

用物名称	数量	用物名称	数量
胸腔穿刺包	1	盛放胸水的容器	1
治疗盘(碘酒,棉签,纱布,胶布,5mL、20mL、50mL注射器)	1	留取标本的容器(根据情况准备试管或培养瓶)	若干
无菌手套	3	引流袋或水封瓶	1
2%利多卡因5mL	1		

(六)操作流程

同胸腔穿刺术。

(七)注意事项

有①定期挤压引流管以保持通畅;②观察是否漏气,以及引流量、引流液的性质;③胸腔闭式引流瓶不要高于患者的胸腔。

第2节　循环系统常用的重症医疗技术

循环系统常用的重症医疗技术有循环监测技术和循环治疗技术。

循环监测技术包括中心静脉置管术(central venous catheterization, CVC)、经外周静脉穿刺的中心静脉导管技术(peripherally inserted central venous catheter, PICC)置管术、肺动脉导管(Swan-Ganz导管)监测、脉搏指示持续心输出量监测(pulse indicator continuous cardiac output,PiCCO)和经外周动脉连续心排量监测,其中Swan-Ganz导管监测是监测的金标准。

循环治疗技术包括主动脉内球囊反搏(intra-aortic balloon pump,IABP)技术、心脏电复律技术、临时心脏起搏(temporary cardiac pacing,TCP)技术和体外膜肺氧合(extracorporeal membrane oxygenation,ECMO)技术。

一、中心静脉置管术

(一)目 的

CVC用于建立输液、输血、治疗及监测等需要的大静脉通路。

(二)适应证

适应证有：①需要长期持续输液；②输入对外周静脉有刺激的液体；③快速大量补液；④多腔输注多种不相容的药物；⑤使用输液泵；⑥连续生理指标监测；⑦执行需要大静脉通道的治疗等。

(三)禁忌证

无绝对禁忌证。相对禁忌证有：①穿刺部位感染；②凝血功能障碍；③穿刺血管内的血栓等。

(四)并发症

并发症有：①血肿及出血；②心律失常；③气胸；④血栓及气体栓塞；⑤导管相关性感染；⑥心包填塞；⑦导管阻塞；⑧静脉炎；⑨导管或导丝断入血管等。

(五)用物准备

中心静脉置管术的用物准备见表1.2.1。

表1.2.1　中心静脉置管术的用物准备

用物名称	数量	用物名称	数量
换药包	1	生理盐水100mL	1
消毒液	1	无菌纱布	1
大铺巾包	1	无菌手套	1
2%利多卡因5mL	1	5mL注射器	1
中心静脉导管包	1	20mL注射器	1

(六)操作流程

中心静脉置管术的操作流程见图1.2.1。

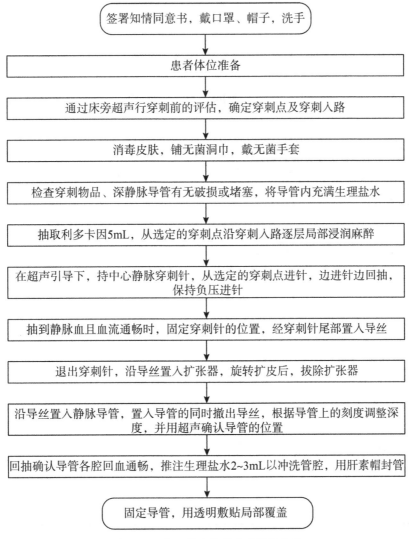

图 1.2.1 中心静脉置管术的操作流程

注:

1. 体位准备要求

① 颈内静脉穿刺:患者去枕平卧,头低15°~30°并转向对侧,肩枕过伸。

② 锁骨下静脉、腋静脉穿刺:患者去枕平卧,头低15°并转向对侧。

③ 股静脉穿刺:患者平卧,穿刺侧大腿外展外旋30°。

2. 穿刺点定位

① 颈内静脉:穿刺点为胸锁乳突肌前缘中点,颈动脉搏动外侧0.5~1.0cm,朝向同侧乳头进针。

② 锁骨下静脉、腋静脉:穿刺点为锁骨中内1/3交界、锁骨下1cm处,针尖指向胸骨上切迹。

③ 股静脉:穿刺点为腹股沟韧带下方3~4cm,股动脉搏动点内侧0.5~1.0cm处,针尖指向剑突。

(七)注意事项

有①需超声定位;②事后可用X线确定导管的位置;③使用缝线固定;④颈内静脉穿刺多选择右侧;⑤注入液体前先回抽等。

二、经外周静脉穿刺的中心静脉导管置管术 —————

(一)目 的

有①长期静脉给药;②避免药物对外周血管的损伤;③避免反复穿刺静脉。

(二)适应证

适应证有:①需长期输液,但外周静脉条件差,穿刺困难;②需长期反复输入刺激性的液体;③使用静脉泵;④院外长期输液;⑤无法置入中心静脉导管或置入风险高;⑥长期反复外周抽血等。

(三)禁忌证

禁忌证有:①穿刺部位感染;②严重的凝血功能障碍;③穿刺血管内有血栓;④上腔静脉阻塞;⑤肘部静脉条件太差;⑥对导管成分过敏等。

(四)并发症

并发症有:①静脉炎;②穿刺点渗血、渗液;③导管相关性感染;④导管堵塞;⑤血栓形成等。

(五)用物准备

PICC置管术的用物准备见表1.2.2。

表1.2.2 PICC置管术的用物准备

用物名称	数量	用物名称	数量
换药包	1	生理盐水100mL	1
消毒液	1	无菌纱布	1
大铺巾包	1	无菌手套	1
2%利多卡因5mL	1	无菌超声保护套	1
PICC导管包	1	5mL注射器	1
超声仪	1	20mL注射器	1
超声耦合剂	1		

(六)操作流程

PICC置管术的操作流程见图1.2.2。

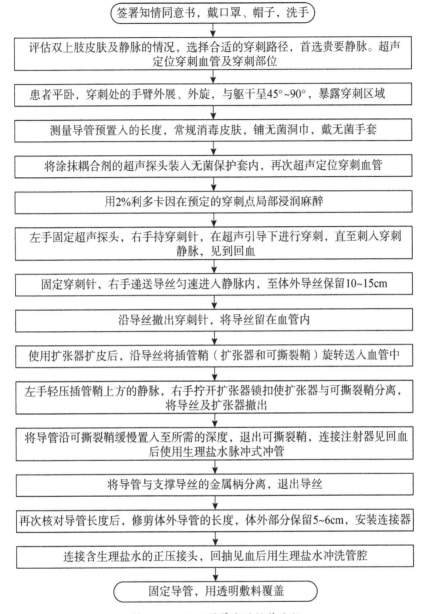

图 1.2.2　PICC 置管术的操作流程

(七)注意事项

有①置管后需行胸部 X 线检查以确定导管的位置,确保导管位于上腔静脉中下 1/3 处,上腔静脉与心房交界处的位置最佳;②避免在 PICC 置管侧的上臂测量血压;③注入前先回抽等。

三、肺动脉导管监测

(一)目　的

有①获取即时血流动力学的数据以评估病情;②持续监测血流动力学,了解其变化趋势;③指导血流动力学的治疗;④心脏手术准备及监测。

(二)适应证

适应证有:①对血流动力学不稳的原因探究;②鉴别肺水肿;③鉴别休克;④指导容量复苏及管理;⑤指导氧代谢处理;⑥指导强心药和血管活性药的使用等。

(三)禁忌证

绝对禁忌证有:①导管通路存在;②梗阻;③解剖畸形影响导管通过;④病情加重的情况等。

相对禁忌证有:①感染性心内膜炎;②严重的心律失常;③严重的凝血功能障碍;④心脏大血管附壁血栓等。

(四)并发症

并发症有:①空气栓塞;②血胸、气胸;③出血及血肿;④局部及全身感染;⑤导管脱位、断裂;⑥导管打结;⑦心律失常;⑧气囊破裂;⑨血管瓣膜损伤穿孔和肺动脉痉挛;⑩心脏破裂等。

(五)用物准备

肺动脉导管监测的用物准备见表1.2.3。

表1.2.3　肺动脉导管监测的用物准备

用物名称	数量	用物名称	数量
换药包	1	生理盐水100mL	1
消毒液	1	12.5U/mL稀肝素溶液100mL	1
大铺巾包	1	无菌纱布	1
2%利多卡因5mL	1	无菌手套	1
Swan-Ganz导管	1	5mL注射器	1
中心静脉穿刺包	1	20mL注射器	1
压力传感器	1	压力冲洗装置	1

(六)操作流程

肺动脉导管监测的操作流程见图1.2.3。

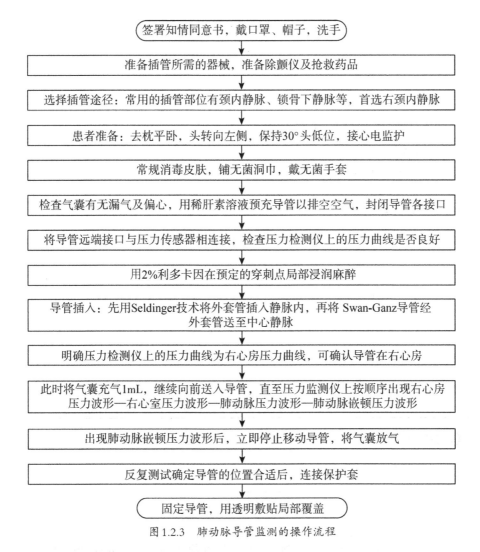

图 1.2.3 肺动脉导管监测的操作流程

(七)注意事项

有①若超过48h应预防性使用抗凝剂及抗菌药物;②监测时限为3~5天,出现并发症应立即拔除;③定时肝素溶液冲洗各管腔防止管腔内血栓形成;④肺动脉楔压的测量应在呼气末进行;⑤注射冰水应快速、匀速、定量,在4s内完成;⑥需X线确定位置等。

四、脉搏指示持续心输出量监测

(一)目 的

目的是获取危重症患者的血流动力学参数,以指导临床活动。

(二)适应证

该技术常用于危重症患者。适应证有①心功能不全;②急性呼吸窘迫综合征

(acute respiratory distress syndrome，ARDS)；③休克；④指导容量复苏及管理；⑤指导氧代谢处理；⑥指导强心药和血管活性药的使用等。

(三)禁忌证

禁忌证有：①出血性疾病；②主动脉瘤、大动脉炎；③动脉狭窄或肢体有栓塞史；④肺叶切除、肺栓塞、胸内巨大占位性病变；⑤严重的心律紊乱等。

(四)并发症

并发症有：①出血及血肿；②局部及全身感染；③导管脱位、断裂等。

(五)用物准备

脉搏指示持续心输出量监测的用物准备见表1.2.4。

表1.2.4　脉搏指示持续心输出量监测的用物准备

用物名称	数量	用物名称	数量
中心静脉导管穿刺包	1	0~8℃ 0.9%生理盐水100mL	1
PiCCO导管套包	1	5mL注射器	1
大铺巾包	1	20mL注射器	1
碘伏消毒液500mL	1	PiCCO监测模块	1
2%利多卡因5mL	1	备皮刀	1
无菌透明敷料	2		

(六)操作流程

图1.2.4为脉搏指示持续心输出量监测的操作流程。

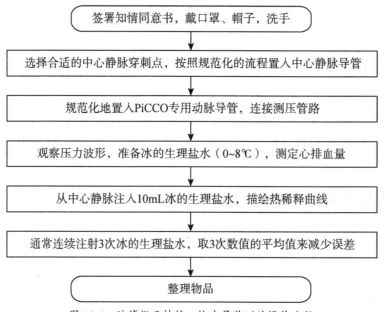

签署知情同意书，戴口罩、帽子，洗手

选择合适的中心静脉穿刺点，按照规范化的流程置入中心静脉导管

规范化地置入PiCCO专用动脉导管，连接测压管路

观察压力波形，准备冰的生理盐水（0~8℃），测定心排血量

从中心静脉注入10mL冰的生理盐水，描绘热稀释曲线

通常连续注射3次冰的生理盐水，取3次数值的平均值来减少误差

整理物品

图1.2.4　脉搏指示持续心输出量监测的操作流程

(七)注意事项

有①穿刺前需排除穿刺血管存在血栓、夹层等情况;②换能器的位置正确(平卧位腋中线第四肋间);③连接管路内无气泡。

五、经外周动脉连续心排量监测

(一)目 的

目的是获取危重症患者的血流动力学参数,以指导临床治疗。

(二)适应证

该技术常用于危重症患者。适应证有①心功能不全;②ARDS;③休克;④指导容量复苏及管理;⑤指导氧代谢处理;⑥指导强心药和血管活性药的使用等。

(三)禁忌证

禁忌证有:①动脉穿刺部位局部感染;②严重的凝血功能障碍;③桡动脉穿刺时Allen试验阳性等。

(四)并发症

并发症有:①空气栓塞;②出血及血肿;③局部或全身感染;④动脉导管脱位、断裂等。

(五)用物准备

经外周动脉连续心排量监测的用物准备见表1.2.5。

表1.2.5 经外周动脉连续心排量监测的用物准备

用物名称	数量	用物名称	数量
换药包	1	生理盐水100mL	1
消毒液	1	无菌纱布	1
Vigileo血流动力学监护仪	1	无菌手套	1
FloTrac电缆线	1	5mL注射器	1
FloTrac传感器	1	动脉留置针	1

(六)操作流程

经外周动脉连续心排量监测的操作流程见图1.2.5。

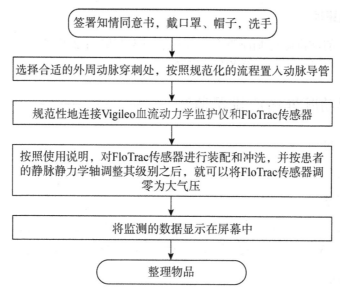

图 1.2.5　经外周动脉连续心排量监测的操作流程

(七)注意事项

有①Vigileo血流动力学监护仪适用于机械通气的患者,不适用于自主呼吸的患者;②设定不同的潮气量会影响测得的血流动力学参数,建议潮气量≥8mL/kg;③不适用于心律失常的患者。

六、心脏电复律

(一)目　的

目的是用电击使心脏恢复窦性心律。

(二)适应证

有各种快速型心律失常,无法使用药物治疗或药物治疗无效者等。

(三)禁忌证

无绝对禁忌证。相对禁忌证有:①洋地黄过量所致的心律失常;②近期有栓塞史;③病态窦房结综合征;④严重的低钾血症;⑤伴有高度或完全性房室传导阻滞;⑥已用大量的抑制性抗心律失常药物等。

(四)并发症

并发症有:①皮肤电灼伤;②低血压;③疼痛;④心律失常等。

(五)用物准备

心脏电复律的用物准备见表1.2.6。

表1.2.6 心脏电复律的用物准备

用物名称	数量	用物名称	数量
抢救车	1	心脏电复律除颤器	1
心电设备	1	导电胶	1
静脉通路针	若干	生理盐水500mL	1
麻醉药品	若干		

(六)操作流程

心脏电复律的操作流程见图1.2.6。

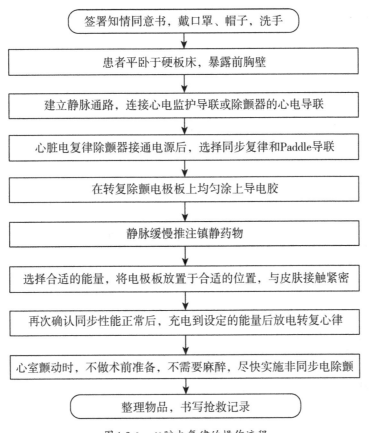

图1.2.6 心脏电复律的操作流程

(七)注意事项

有①电复律后卧床2h以上;②注意血栓栓塞的可能;③电复律前,要对患者进行适当镇静;④电复律时确保没有其他人在床旁。

七、临时心脏起搏

(一)目　的

目的是通过调节心率,解决某些心律失常所致的心脏功能障碍。

(二)适应证

适应证有:①各种与心率缓慢或心脏停搏相关的心律失常;②药物无效或不宜电复律的部分快速型心律失常;③窦性心动过缓或房室传导阻滞需做外科手术、心导管手术、电复律患者的保护等。

(三)禁忌证

无绝对禁忌证。相对禁忌证有:①严重的凝血功能障碍;②局部静脉炎、静脉血栓;③右心室瓣膜赘生物等。

(四)并发症

并发症有:①电极移位或电极断裂;②心肌穿孔;③局部或全身感染;④出血或血肿;⑤气胸;⑥血栓;⑦心律失常等。

(五)用物准备

临时心脏起搏的用物准备见表1.2.7。

表1.2.7　临时心脏起搏的用物准备

用物名称	数量	用物名称	数量
消毒用碘伏或碘酒	1	行静脉切开或穿刺的相应手术器械	1
75%乙醇	1	气管插管	1
大铺巾包	1	抢救车	1
2%利多卡因5mL	1	除颤器	1
临时起搏器及起搏导管	1	静脉导引鞘管	1

(六)操作流程

临时心脏起搏的操作流程见图1.2.7。

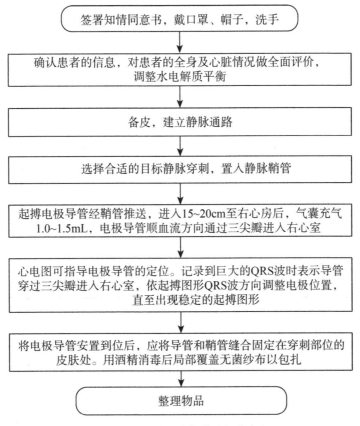

图 1.2.7 临时心脏起搏的操作流程

(七)注意事项

放置电极导管一般不超过7天。

八、主动脉内球囊反搏

(一)目 的

目的是通过气囊导管的机械循环辅助,改善心功能。

(二)适应证

适应证有:①急性心肌梗死合并心源性休克;②血流动力学不稳定的高危经皮冠状动脉介入治疗;③顽固性心力衰竭;④术后心功能异常或低心排血量综合征等。

(三)禁忌证

禁忌证有:①中度以上的主动脉瓣关闭不全;②主动脉夹层、主动脉瘤、主动脉窦瘤破裂和主动脉外伤;③严重的凝血功能障碍;④主动脉、髂动脉严重的梗阻性病变;⑤脑出血急性期等。

(四)并发症

并发症有：①局部或全身感染；②出血或血肿；③血栓；④插管侧下肢缺血；⑤主动脉夹层等。

(五)用物准备

主动脉内球囊反搏的用物准备见表1.2.8。

表1.2.8 主动脉内球囊反搏的用物准备

用物名称	数量	用物名称	数量
球囊导管及压力传感器	1	生理盐水500mL	1
IABP机器及机器用氦气	1	肝素钠12500U	1
大铺巾包	1	除颤器	1
碘伏消毒液	1	穿刺包	1
2%利多卡因5mL	1	备皮刀	1
无菌手套	1	不同型号的注射器	若干

(六)操作流程

主动脉内球囊反搏的操作流程见图1.2.8。

(七)注意事项

有①应监测患者的凝血功能；②观察切口处有无出血及血肿，术侧下肢有无缺血及神经压迫的表现；③随时关注有无主动脉夹层、肠系膜动脉、肾动脉闭塞等。

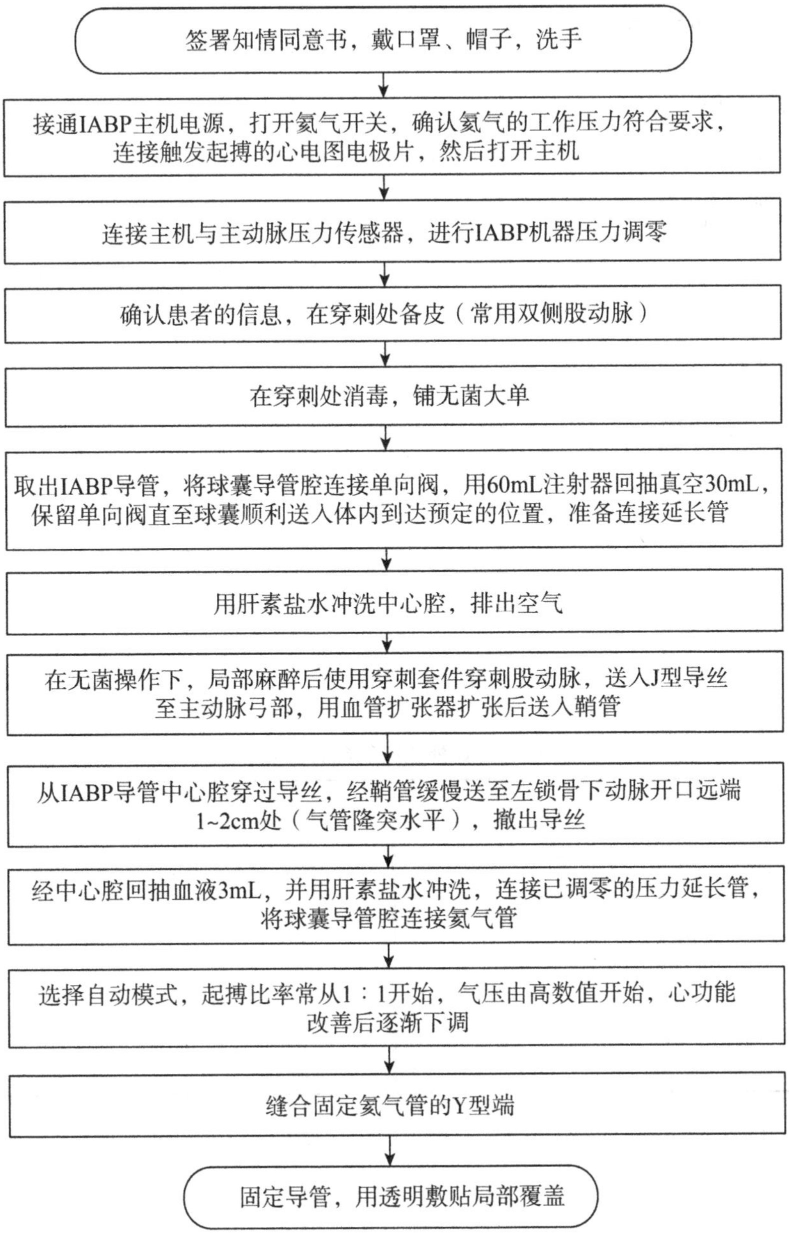

签署知情同意书，戴口罩、帽子，洗手

↓

接通IABP主机电源，打开氦气开关，确认氦气的工作压力符合要求，连接触发起搏的心电图电极片，然后打开主机

↓

连接主机与主动脉压力传感器，进行IABP机器压力调零

↓

确认患者的信息，在穿刺处备皮（常用双侧股动脉）

↓

在穿刺处消毒，铺无菌大单

↓

取出IABP导管，将球囊导管腔连接单向阀，用60mL注射器回抽真空30mL，保留单向阀直至球囊顺利送入体内到达预定的位置，准备连接延长管

↓

用肝素盐水冲洗中心腔，排出空气

↓

在无菌操作下，局部麻醉后使用穿刺套件穿刺股动脉，送入J型导丝至主动脉弓部，用血管扩张器扩张后送入鞘管

↓

从IABP导管中心腔穿过导丝，经鞘管缓慢送至左锁骨下动脉开口远端1~2cm处（气管隆突水平），撤出导丝

↓

经中心腔回抽血液3mL，并用肝素盐水冲洗，连接已调零的压力延长管，将球囊导管腔连接氦气管

↓

选择自动模式，起搏比率常从1：1开始，气压由高数值开始，心功能改善后逐渐下调

↓

缝合固定氦气管的Y型端

↓

固定导管，用透明敷贴局部覆盖

图 1.2.8　主动脉内球囊反搏的操作流程

九、体外膜肺氧合

(一)目 的

目的是通过人工膜肺氧合和机械辅助泵,提供暂时的心肺支持。

(二)适应证

适应证有:①心搏骤停;②各种原因导致的心、肺功能衰竭;③器官移植支持、等待供体等。

(三)禁忌证

禁忌证有:①重度脑损伤无法恢复;②恶性肿瘤晚期;③脑出血急性期等。

(四)并发症

并发症有:①出血及血肿;②感染;③血栓;④溶血;⑤插管远端肢体缺血、坏死等。

(五)用物准备

体外膜肺氧合的用物准备见表1.2.9。

表1.2.9　体外膜肺氧合的用物准备

用物名称	数量	用物名称	数量
ECMO主机	1	碘伏消毒液500mL	1
无菌ECMO管路	1	2%利多卡因5mL	1
灌注导管	1	阻断钳	2
引流导管	1	缝线	5
穿刺包	2	肝素溶液500mL	2
大铺巾包	1	纱布、无菌手套	若干
ACT监测器	1		

(六)操作流程

体外膜肺氧合的操作流程见图1.2.9。

(七)注意事项

有①保证管路安全,最好为单人病房,由专人专管;②观察置管处有无出血,管路有无凝血;③动态评估双侧足背动脉搏动,防止下肢缺血;④防止感染;⑤X线定位导管的位置等。

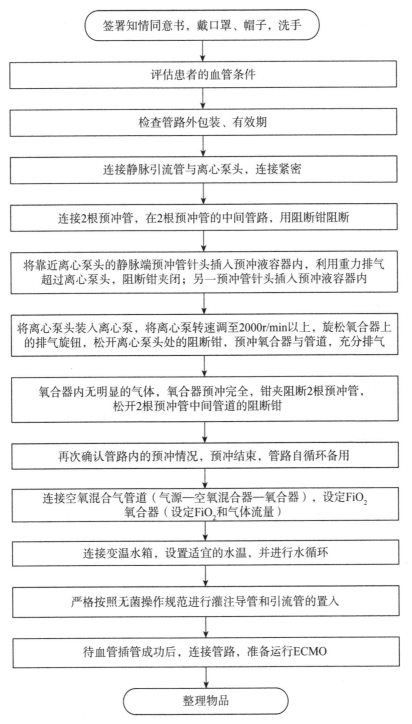

图 1.2.9　体外膜肺氧合的操作流程

第3节　泌尿系统常用的重症医疗技术

肾脏治疗技术包括血液透析、血液滤过、血液透析滤过、血液灌流、血浆置换、血浆吸附、体外二氧化碳去除(extracorporeal carbon dioxide removal, $ECCO_2R$)等。

一、血液透析

(一)目　的

目的是利用透析的方法清除人体的水、电解质和代谢产物。

(二)适应证

适应证有:①急、慢性肾功能障碍导致的无尿或少尿;②不易纠正的电解质酸碱失衡;③药物不能解决的容量过负荷;④中毒等。

(三)禁忌证

无绝对禁忌证。相对禁忌证有:①药物不能控制的低血压;②脑出血;③不能配合者等。

(四)并发症

并发症有:①低血压;②心律失常;③透析失衡综合征;④透析相关性腹水等。

(五)用物准备

血液透析的用物准备见表1.3.1。

表1.3.1　血液透析的用物准备

用物名称	数量	用物名称	数量
一次性使用血液透析滤过器及配套管路	1	5mL稀肝素注射器	1
一次性使用透析护理包	1	三通阀	1
稀肝素生理盐水预充液	4	消毒湿巾	1
5%碳酸氢钠溶液250mL	1	无菌手套	1
生理盐水500mL	1	手消毒液	1
置换液	2	20mL注射器	1
伤口敷料(规格:10cm×15cm)	1	无菌纱布	若干
肝素帽	2	酒精棉片	若干
输液器	1		

(六)操作流程

血液透析的操作流程见图1.3.1。

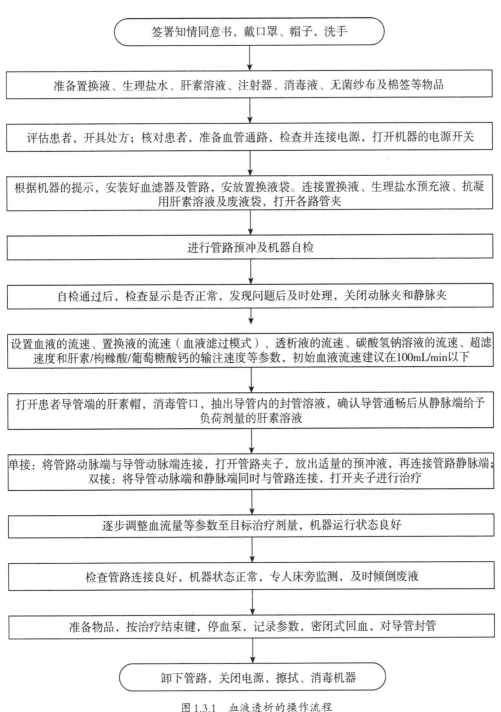

签署知情同意书，戴口罩、帽子，洗手

准备置换液、生理盐水、肝素溶液、注射器、消毒液、无菌纱布及棉签等物品

评估患者，开具处方；核对患者，准备血管通路，检查并连接电源，打开机器的电源开关

根据机器的提示，安装好血滤器及管路，安放置换液袋。连接置换液、生理盐水预充液、抗凝用肝素溶液及废液袋，打开各路管夹

进行管路预冲及机器自检

自检通过后，检查显示是否正常，发现问题后及时处理，关闭动脉夹和静脉夹

设置血液的流速、置换液的流速（血液滤过模式）、透析液的流速、碳酸氢钠溶液的流速、超滤速度和肝素/枸橼酸/葡萄糖酸钙的输注速度等参数，初始血液流速建议在100mL/min以下

打开患者导管端的肝素帽，消毒管口，抽出导管内的封管溶液，确认导管通畅后从静脉端给予负荷剂量的肝素溶液

单接：将管路动脉端与导管动脉端连接，打开管路夹子，放出适量的预冲液，再连接管路静脉端；双接：将导管动脉端和静脉端同时与管路连接，打开夹子进行治疗

逐步调整血流量等参数至目标治疗剂量，机器运行状态良好

检查管路连接良好，机器状态正常，专人床旁监测，及时倾倒废液

准备物品，按治疗结束键，停血泵，记录参数，密闭式回血，对导管封管

卸下管路，关闭电源，擦拭、消毒机器

图 1.3.1 血液透析的操作流程

(七)注意事项

有①上机时患者的血压不能低于90/60mmHg,可予以补液或使用血管活性药物;②注意管路内压力的骤然变化,防止非计划下机。

二、血液滤过

(一)目　的

血液滤过技术使大部分体内的水分、电解质、中小分子物质通过滤过膜被清除。

(二)适应证

适应证有:①高血容量所致的心力衰竭;②血流动力学不稳定的多器官功能障碍;③严重的电解质平衡紊乱;④顽固性高血压等。

(三)禁忌证

无绝对禁忌证。相对禁忌证有:①药物难以纠正的严重休克;②严重心肌病变导致的心力衰竭;③严重的心律失常等。

(四)并发症

并发症有:①发热反应;②低血压;③耗减综合征等。

(五)用物准备(同血液透析)

(六)操作流程(同血液透析)

(七)注意事项(同血液透析)

三、血液透析滤过

(一)目　的

血液透析滤过使用高通透性的滤过膜,通过弥散和对流的方式清除中小分子等物质。

(二)适应证(同血液透析和血液滤过)

(三)禁忌证(同血液透析和血液滤过)

(四)并发症(同血液透析和血液滤过)

(五)用物准备(同血液透析)

(六)操作流程(同血液透析)

(七)注意事项(同血液透析)

四、血液灌流

(一)目 的

目的是清除血液中的有毒物质。

(二)适应证

适应证有：①高血容量所致的心力衰竭；②尿毒症；③感染性疾病；④免疫性疾病等。

(三)禁忌证

无绝对禁忌证。相对禁忌证有：①对灌流器及相关的材料过敏；②严重的血小板、白细胞减少及凝血功能障碍者；③毒物的清除速率超过灌流清除速率，如氰化物；④非脂溶性物质等。

(四)并发症

并发症有：①吸附颗粒栓塞；②血小板减少；③凝血功能异常；④体温下降等。

(五)用物准备

血液灌流的用物准备见表1.3.2。

表1.3.2 血液灌流的用物准备

用物名称	数量	用物名称	数量
一次性使用血液灌流器及配套管路	1	三通阀	1
一次性使用透析护理包	1	碘伏消毒液	1
稀肝素生理盐水预充液	1	止血带	1
生理盐水500mL	1	无菌手套	1
5%葡萄糖注射液500mL	1	手消毒液	1
伤口敷料(规格:10cm×15cm)	1	20mL注射器	1
肝素帽	2	5mL注射器	1
酒精棉片	若干	无菌纱布	若干

(六)操作流程

血液灌流的操作流程见图1.3.2。

(七)注意事项

有①急性药物或毒物中毒3h内的治疗效果最佳，此时的药物或毒物浓度一般已达高峰，12h后效果较差；②血液灌流一般的持续时间以2h为宜，超过2h的话建议更换灌流器继续治疗。

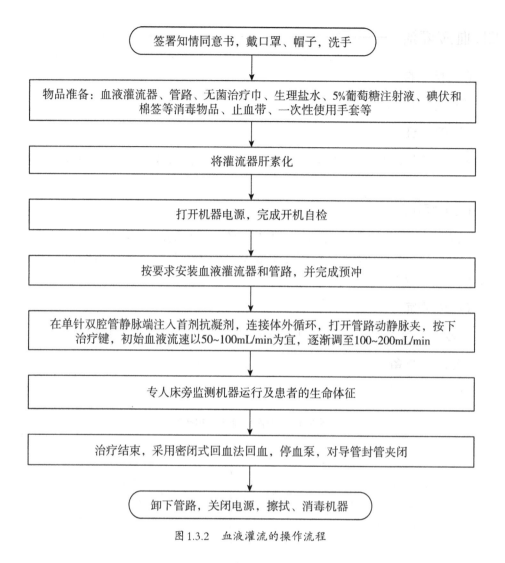

图 1.3.2　血液灌流的操作流程

五、血浆置换

(一)目　的

目的是从患者的全血中分离出血浆,输入替代的新鲜的冰冻血浆和人血白蛋白。

(二)适应证

适应证有:①急性肝衰竭;②血栓性血小板减少性紫癜;③急性吉兰-巴雷综合征;④重症肌无力等。

(三)禁忌证

无绝对禁忌证。相对禁忌证有:①对血浆、人血白蛋白、肝素等过敏;②药物难以纠正的循环衰竭;③颅内出血或严重的脑水肿伴脑疝等。

(四)并发症

并发症有:①过敏反应;②发热;③低血压;④低钙血症等。

(五)用物准备

将置换液更换为新鲜的冰冻血浆及人血白蛋白,余同血液透析。

(六)操作流程(同血液透析)

(七)注意事项

注意变态反应,可使用糖皮质激素进行预防。

六、血浆吸附

(一)目 的

通过血浆分离器,应用膜式分离技术,将血液的有形成分(血细胞、血小板)和血浆分开,血浆再进入吸附柱进行吸附、清除血浆中的特定物质,吸附后血浆与分离的有形成分再回输至体内。

(二)适应证

有①肾脏疾病:狼疮性肾炎、抗肾小球基底膜病、新月体性肾小球肾炎等;②风湿免疫系统疾病:重症系统性红斑狼疮、类风湿关节炎、抗磷脂抗体综合征等;③神经系统疾病:重症肌无力、吉兰−巴雷综合征等;④血液系统疾病:血栓性微血管病、血栓性血小板减少性紫癜等;⑤血脂代谢紊乱:家族性高胆固醇血症、Lp(a)高脂蛋白血症等;⑥消化系统疾病:重症肝炎、免疫性肝病、严重的肝衰竭尤其是合并高胆红素血症的患者等;⑦器官移植排斥:可在移植前、移植后及ABO血型不合移植时减轻排异反应等;⑧自身免疫性疾病:特应性皮炎、特异性湿疹等;⑨重症药物或毒物中毒。

(三)禁忌证(同血液透析和血液滤过)

(四)并发症(同血液透析和血液滤过)

(五)用物准备

血浆吸附的用物准备见表1.3.3。

表1.3.3　血浆吸附的用物准备

用物名称	数量	用物名称	数量
一次性使用血浆成分吸附柱及配套管路	1	消毒液	1
血浆分离器	1	无菌手套	1
一次性使用透析护理包	1	手消毒液	1
稀肝素生理盐水预充液	1	20mL注射器	1

续表

用物名称	数量	用物名称	数量
生理盐水500mL	1	5mL注射器	1
伤口敷料(规格:10cm×15cm)	1	无菌纱布	若干
三通阀	1	酒精棉片	若干
肝素帽	2		

(六)操作流程

血浆吸附的操作流程见图1.3.3。

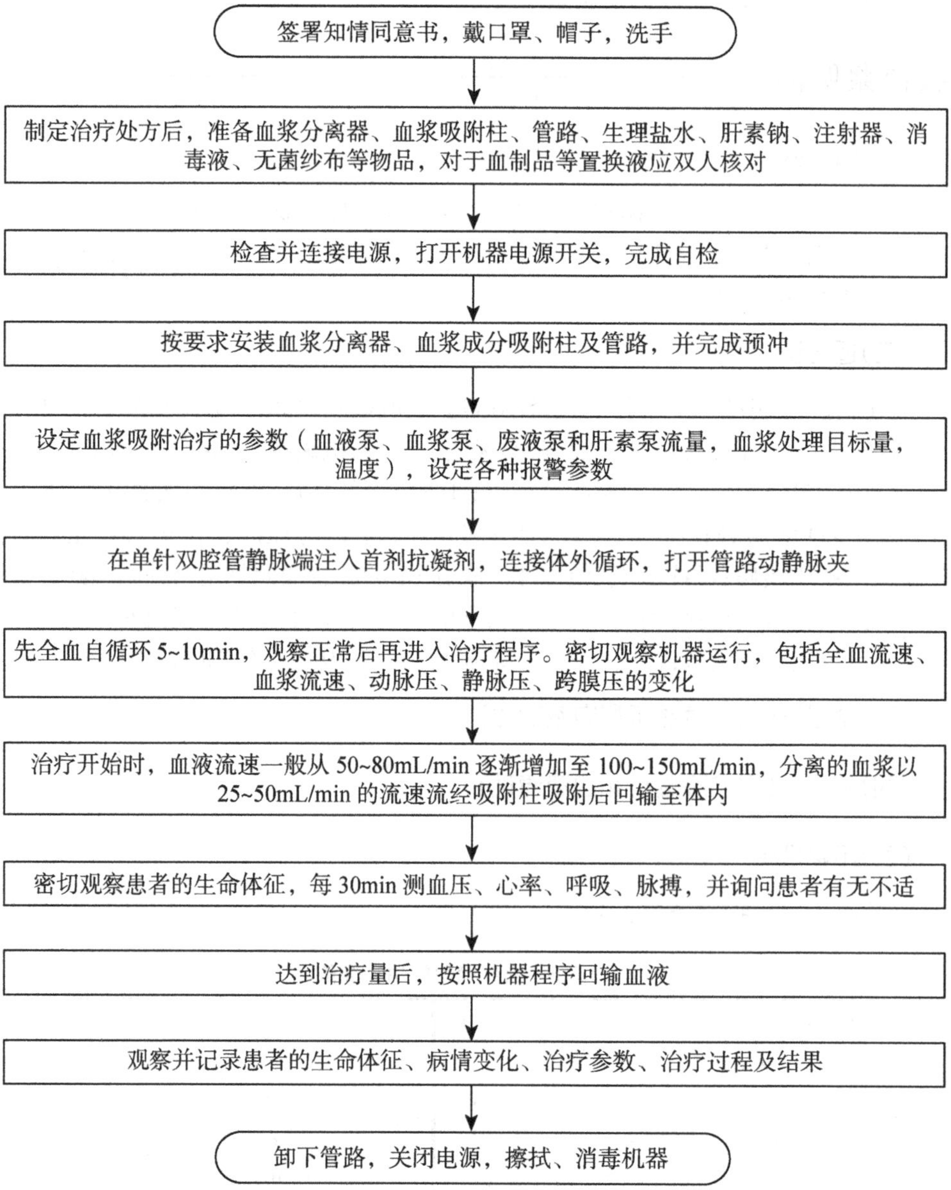

```
┌─────────────────────────────────────────────┐
│    签署知情同意书,戴口罩、帽子,洗手          │
└─────────────────────────────────────────────┘
                      ↓
┌─────────────────────────────────────────────┐
│ 制定治疗处方后,准备血浆分离器、血浆吸附柱、管路、生理盐水、肝素钠、注射器、消 │
│ 毒液、无菌纱布等物品,对于血制品等置换液应双人核对 │
└─────────────────────────────────────────────┘
                      ↓
┌─────────────────────────────────────────────┐
│    检查并连接电源,打开机器电源开关,完成自检   │
└─────────────────────────────────────────────┘
                      ↓
┌─────────────────────────────────────────────┐
│    按要求安装血浆分离器、血浆成分吸附柱及管路,并完成预冲 │
└─────────────────────────────────────────────┘
                      ↓
┌─────────────────────────────────────────────┐
│ 设定血浆吸附治疗的参数(血液泵、血浆泵、废液泵和肝素泵流量,血浆处理目标量, │
│ 温度),设定各种报警参数 │
└─────────────────────────────────────────────┘
                      ↓
┌─────────────────────────────────────────────┐
│ 在单针双腔管静脉端注入首剂抗凝剂,连接体外循环,打开管路动静脉夹 │
└─────────────────────────────────────────────┘
                      ↓
┌─────────────────────────────────────────────┐
│ 先全血自循环5~10min,观察正常后再进入治疗程序。密切观察机器运行,包括全血流速、 │
│ 血浆流速、动脉压、静脉压、跨膜压的变化 │
└─────────────────────────────────────────────┘
                      ↓
┌─────────────────────────────────────────────┐
│ 治疗开始时,血液流速一般从50~80mL/min逐渐增加至100~150mL/min,分离的血浆以 │
│ 25~50mL/min的流速流经吸附柱吸附后回输至体内 │
└─────────────────────────────────────────────┘
                      ↓
┌─────────────────────────────────────────────┐
│ 密切观察患者的生命体征,每30min测血压、心率、呼吸、脉搏,并询问患者有无不适 │
└─────────────────────────────────────────────┘
                      ↓
┌─────────────────────────────────────────────┐
│    达到治疗量后,按照机器程序回输血液           │
└─────────────────────────────────────────────┘
                      ↓
┌─────────────────────────────────────────────┐
│ 观察并记录患者的生命体征、病情变化、治疗参数、治疗过程及结果 │
└─────────────────────────────────────────────┘
                      ↓
┌─────────────────────────────────────────────┐
│    卸下管路,关闭电源,擦拭、消毒机器           │
└─────────────────────────────────────────────┘
```

图1.3.3　血浆吸附操作流程

（七）注意事项

注意观察滤器的情况、血浆颜色、有无溶血发生。

七、体外二氧化碳去除

（一）目 的

目的是清除二氧化碳，改善$PaCO_2$与pH值，实现肺保护性通气策略，降低插管率或减少有创通气的治疗天数。

（二）适应证

适应证包括ARDS、AECOPD、支气管哮喘急性发作等二氧化碳潴留的情况。

（三）禁忌证

除氧合器材料过敏外，无绝对禁忌。

（四）并发症（同血液透析和血液滤过）

（五）用物准备

体外二氧化碳去除需准备膜式氧合器。

（六）操作流程

临床常见的使用方式是将膜式氧合器串联于血液透析管路中，详见血液透析。

（七）注意事项

有①$ECCO_2R$治疗2h后可设置呼吸机参数，尝试保护性通气设置；②如果患者不需要连续性肾脏替代治疗（CRRT），则设置低透析剂量（如透析液200mL/h），如果患者的临床情况需要更高的处方剂量，则可随时增加透析液或置换液的流速。

第4节　消化系统常用的重症医疗技术

消化系统常用的重症医疗技术包括鼻肠管置管技术、三腔二囊管置入术、腹腔压力测定和腹腔穿刺术等。

一、鼻肠管置管技术

（一）目 的

目的是进行胃肠减压，并建立肠内营养通路。

(二)适应证

适合胃肠道有功能且安全的患者,包括①胃瘫的患者;②急性胰腺炎的患者;③误吸高风险的患者;④需要同时进行肠内营养和胃肠减压的患者等。

(三)禁忌证

禁忌证有:①肠梗阻;②肠坏死;③肠穿孔;④严重的腹腔间室综合征;⑤肠出血;⑥其他不宜行肠内营养的情况等。

(四)并发症

并发症有:①管道堵塞、脱出;②口腔感染等。

(五)用物准备

鼻肠管置管技术的用物准备见表1.4.1。

表1.4.1 鼻肠管置管技术的用物准备

用物名称	数量	用物名称	数量
空肠营养管	1	生理盐水	1
甲氧氯普胺注射液	2	无菌纱布	1
换药包	1	无菌手套	1
铺巾	1	50mL注射器	1
听诊器	1	胃肠减压器	1

(六)操作流程

鼻肠管置管技术的操作流程见图1.4.1。

(七)注意事项

有①插管时如遇阻力突然增加,不应盲目用力进管;②每日冲管。

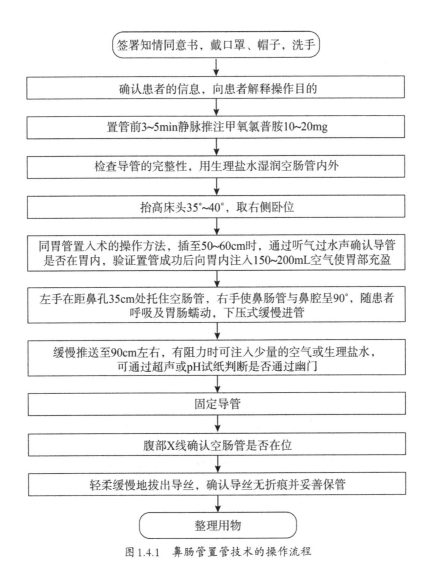

图 1.4.1 鼻肠管置管技术的操作流程

签署知情同意书，戴口罩、帽子，洗手

确认患者的信息，向患者解释操作目的

置管前3~5min静脉推注甲氧氯普胺10~20mg

检查导管的完整性，用生理盐水湿润空肠管内外

抬高床头35°~40°，取右侧卧位

同胃管置入术的操作方法，插至50~60cm时，通过听气过水声确认导管是否在胃内，验证置管成功后向胃内注入150~200mL空气使胃部充盈

左手在距鼻孔35cm处托住空肠管，右手使鼻肠管与鼻腔呈90°，随患者呼吸及胃肠蠕动，下压式缓慢进管

缓慢推送至90cm左右，有阻力时可注入少量的空气或生理盐水，可通过超声或pH试纸判断是否通过幽门

固定导管

腹部X线确认空肠管是否在位

轻柔缓慢地拔出导丝，确认导丝无折痕并妥善保管

整理用物

二、三腔二囊管置入术

(一)目 的

目的是食管胃底静脉破裂出血时用于止血。

(二)适应证

适应证为食管胃底静脉破裂大出血等。

(三)禁忌证

无绝对禁忌证。相对禁忌证有：①胸-腹主动脉瘤；②胃、食管肿瘤等。

(四)并发症

并发症有：①鼻出血；②食管损伤、狭窄或穿孔；③窒息；④误吸；⑤气囊漏气或破裂;⑥心律失常;⑦拔管困难;⑧持续性呃逆;⑨气道堵塞等。

(五)用物准备

三腔二囊管置入术的用物准备见表1.4.2。

表1.4.2 三腔二囊管置入术的用物准备

用物名称	数量	用物名称	数量
三腔二囊管	1	0.5kg沙袋或500mL盐水	1
止血钳	3	滑轮牵引装置	1
治疗碗	2	血压计	1
50mL注射器	2	绷带、胶带、纱布	若干
石蜡油10mL	若干	负压引流器	1

(六)操作流程

三腔二囊管置入术的操作流程见图1.4.2。

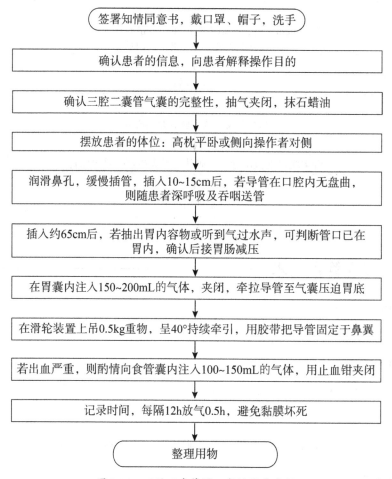

图1.4.2 三腔二囊管置入术的操作流程

(七)注意事项

有①禁食;②不要向气囊内注入液体;③充气时先胃囊再食管囊,放气时先食管囊后胃囊;④每12h应放松牵引及放气;⑤总压迫时间应控制在3~5天内等。

三、腹腔压力测定

(一)目 的

目的是监测腹腔内压力,预防或诊断腹腔高压。

(二)适应证

适应证有:①各种原因导致的腹腔高压;②腹主动脉瘤修补术需连续监测腹内压等。

(三)禁忌证

禁忌证有:①尿道炎症;②膀胱损伤;③尿道狭窄、断裂;④女性月经期等。

(四)并发症

并发症有:①尿道出血;②泌尿道感染;③尿道损伤等。

(五)用物准备

腹腔压力测定的用物准备见表1.4.3。

表1.4.3 腹腔压力测定的用物准备

用物名称	数量	用物名称	数量
Foley导尿管	1	止血钳	1
50mL注射器	1	静脉套管针	1
压力监测仪	1	静脉输液管	1
500mL生理盐水	1	加压袋	1
压力传感器装置	1		

(六)操作流程

腹腔压力测定的操作流程见图1.4.3。

(七)注意事项

有①确保测压前尿管通畅并排空膀胱;②患者处于平卧位;③呼气末读数;④安静时读数;⑤监测管中充满液体,无空气等。

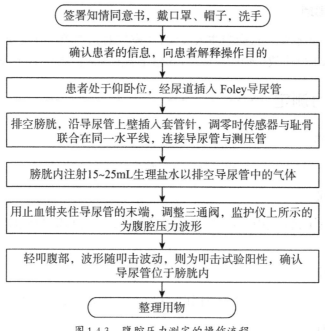

签署知情同意书，戴口罩、帽子，洗手

↓

确认患者的信息，向患者解释操作目的

↓

患者处于仰卧位，经尿道插入 Foley 导尿管

↓

排空膀胱，沿导尿管上壁插入套管针，调零时传感器与耻骨
联合在同一水平线，连接导尿管与测压管

↓

膀胱内注射15~25mL生理盐水以排空导尿管中的气体

↓

用止血钳夹住导尿管的末端，调整三通阀，监护仪上所示的
为腹腔压力波形

↓

轻叩腹部，波形随叩击波动，则为叩击试验阳性，确认
导尿管位于膀胱内

↓

整理用物

图 1.4.3　腹腔压力测定的操作流程

四、腹腔穿刺术

(一)目　的

目的为①通过穿刺液来诊断病因;②引流腹水以缓解症状;③腹腔内药物治疗。

(二)适应证

适应证有:①需要通过穿刺液来诊断疾病;②由各种积液引起的腹高压影响呼吸;③腹腔积液浓缩回输术;④腹腔内治疗;⑤人工气腹等。

(三)禁忌证

无绝对禁忌证。相对禁忌证有:①严重的肠胀气;②妊娠后期;③严重的凝血功能障碍;④肝昏迷先兆;⑤腹腔广泛粘连等。

(四)并发症

并发症有:①腹腔感染;②刺破空腔脏器;③出血等。

(五)用物准备

腹腔穿刺术的用物准备见表1.4.4。

表1.4.4　腹腔穿刺术的用物准备

用物名称	数量	用物名称	数量
腹腔穿刺包	1	盛放腹水的容器	1
无菌手套	3	留取标本的容器	若干
引流袋	2	5mL注射器	1
碘伏消毒液500mL	1	20mL注射器	1
纱布	若干	50mL注射器	1
2%利多卡因5mL	1		

(六)操作流程

腹腔穿刺术的操作流程见图1.4.4。

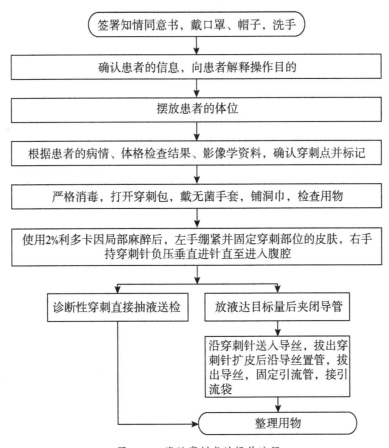

图1.4.4　腹腔穿刺术的操作流程

(七)注意事项

有①放腹水时应缓慢,不宜过多;②如穿刺液为不凝血,在取得标本后,应停止抽吸或放液;③注意无菌原则,避免腹腔感染等。

第5节 神经系统常用的重症医疗技术

神经系统常用的重症医疗技术包括脑电图(electroencephalogram,EEG)监测、脑血流(cerebral blood flow,CBF)监测、有创颅内压(intracranial pressure,ICP)监测和腰椎穿刺测压等。

一、脑电图监测

(一)目 的

目的有①用于癫痫的诊断和治疗;②了解脑功能的状态;③鉴定脑死亡。

(二)适应证

适应证有:①癫痫;②脑死亡;③动态监测脑电活动;④昏迷;⑤脑外伤;⑥脑血管病;⑦脑肿瘤;⑧中枢神经系统感染;⑨代谢性疾病等。

(三)禁忌证

无绝对禁忌证。相对禁忌证有:①局部损伤严重;②头皮严重感染;③患者不配合等。

(四)并发症

无并发症。

(五)用物准备

脑电图监测的用物准备见表1.5.1。

表1.5.1 脑电图监测的用物准备

用物名称	数量	用物名称	数量
脑电图仪	1	单层纱布片(规格:1cm×1cm)	若干
磨砂膏	1	干棉签	若干
导电膏	1	塑料方碗	1

(六)操作流程

脑电图监测的操作流程见图1.5.1。

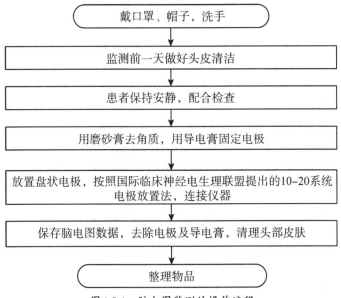

图 1.5.1 脑电图监测的操作流程

(七)注意事项

有①电极放置要准确无误;②避免心电和脉搏的干扰;③避免电源线等干扰源;④对于拟诊脑死亡者,监测的灵敏度需调至最高,减少误诊。

二、脑血流监测

(一)目 的

目的是通过脑血流的监测,可间接观察脑供氧及脑功能的状态。

(二)适应证

适应证有:①脑血流动力学监测;②脑死亡;③脑血管痉挛;④颅内高压;⑤脑内循环监测等。

(三)禁忌证

无绝对禁忌证。相对禁忌证有:①局部损伤严重;②头皮严重感染;③患者不配合等。

(四)并发症

无并发症。

(五)用物准备

脑血流监测的用物准备见表1.5.2。

表 1.5.2　脑血流监测的用物准备

用物名称	数量	用物名称	数量
经颅多普勒超声	1	纸巾	若干
耦合剂	1		

(六)操作流程

脑血流监测的操作流程见图1.5.2。

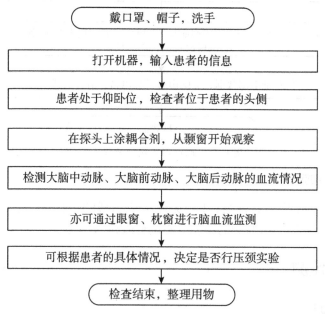

图 1.5.2　脑血流监测的操作流程

(七)注意事项

有①本技术受多因素的影响,需结合临床症状进行分析;②测定结果为脑动脉流速而不是流量。

三、有创颅内压监测

(一)目　的

目的是监测颅内压,用于判断病情、指导降颅压治疗。

(二)适应证

适应证有:①颅脑损伤;②脑血管疾病;③颅内肿瘤;④各种导致颅内压增高的疾病;⑤神经外科术后监测;⑥脑积水等。

(三)禁忌证

无绝对禁忌证。相对禁忌证有:①严重的凝血功能障碍;②测压部位有严重的感染等。

(四)并发症

并发症有:①颅内感染;②颅内出血;③颅内组织损伤等。

(五)用物准备

有创颅内压监测的用物准备见表1.5.3。

表1.5.3 有创颅内压监测的用物准备

用物名称	数量	用物名称	数量
颅内压监测仪器	1	无菌手套	2
干纱布	若干	碘伏500mL	1

(六)操作流程

有创颅内压监测的操作流程见图1.5.3。

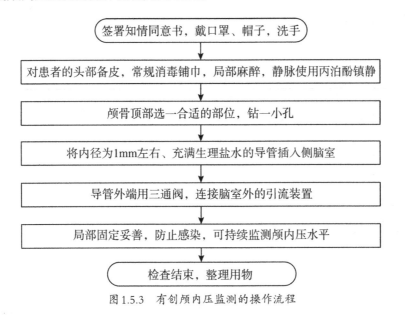

图1.5.3 有创颅内压监测的操作流程

> 签署知情同意书,戴口罩、帽子,洗手
> 对患者的头部备皮,常规消毒铺巾,局部麻醉,静脉使用丙泊酚镇静
> 颅骨顶部选一合适的部位,钻一小孔
> 将内径为1mm左右、充满生理盐水的导管插入侧脑室
> 导管外端用三通阀,连接脑室外的引流装置
> 局部固定妥善,防止感染,可持续监测颅内压水平
> 检查结束,整理用物

(七)注意事项

有①预防感染;②监测前机器需要调零;③监测的零点参照点选择患者的平卧位或头高10°~15°时外耳道的位置;④控制性持续性闭式引流术时,应当将压力控制在15~20mmHg。

四、腰椎穿刺及测压

(一)目　的

目的有①检查脑脊液的性质;②颅内压监测;③鞘内给药。

(二)适应证

适应证有:①测量颅内压;②引流脑脊液;③鞘内注射药物;④采集和检验分析脑脊液;⑤判断蛛网膜下隙是否阻塞等。

(三)禁忌证

禁忌证有:①严重的凝血功能障碍;②穿刺部位感染;③颅内压增高明显;④颅后窝有占位性的病变;⑤非交通性脑积水;⑥高位颈髓占位性的病变等。

(四)并发症

并发症有:①出血;②感染;③低颅内压综合征;④脑疝;⑤马尾神经根损伤;⑥头痛等。

(五)用物准备

腰椎穿刺及测压的用物准备见表1.5.4。

表1.5.4　腰椎穿刺及测压的用物准备

用物名称	数量	用物名称	数量
腰椎穿刺包	1	盛放脑脊液的容器	1
无菌手套	3	留取标本的容器	若干
引流袋	2	测压玻璃管	2
碘伏消毒液500mL	1	2%利多卡因5mL	1
纱布	若干		

(六)操作流程

腰椎穿刺及测压的操作流程见图1.5.4。

(七)注意事项

有①颅内压升高者需进行眼底检查;②穿刺时出现生命体征的变化,应立即停止操作;③鞘内给药时,应先放出等量的脑脊液,然后再将等量的稀释药液注入。

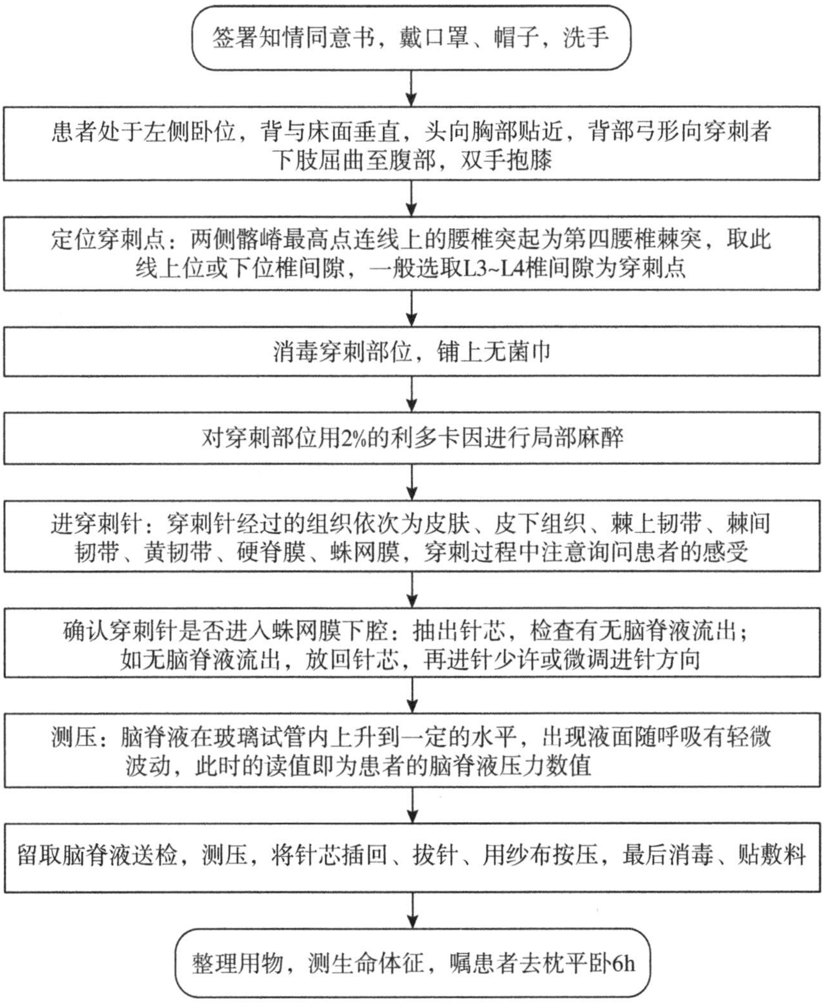

签署知情同意书，戴口罩、帽子，洗手

↓

患者处于左侧卧位，背与床面垂直，头向胸部贴近，背部弓形向穿刺者 下肢屈曲至腹部，双手抱膝

↓

定位穿刺点：两侧髂嵴最高点连线上的腰椎突起为第四腰椎棘突，取此 线上位或下位椎间隙，一般选取L3~L4椎间隙为穿刺点

↓

消毒穿刺部位，铺上无菌巾

↓

对穿刺部位用2%的利多卡因进行局部麻醉

↓

进穿刺针：穿刺针经过的组织依次为皮肤、皮下组织、棘上韧带、棘间 韧带、黄韧带、硬脊膜、蛛网膜，穿刺过程中注意询问患者的感受

↓

确认穿刺针是否进入蛛网膜下腔：抽出针芯，检查有无脑脊液流出； 如无脑脊液流出，放回针芯，再进针少许或微调进针方向

↓

测压：脑脊液在玻璃试管内上升到一定的水平，出现液面随呼吸有轻微 波动，此时的读值即为患者的脑脊液压力数值

↓

留取脑脊液送检，测压，将针芯插回、拔针、用纱布按压，最后消毒、贴敷料

↓

整理用物，测生命体征，嘱患者去枕平卧6h

图1.5.4　腰椎穿刺及测压的操作流程

第2章

重症 护理 技术

围绕呼吸系统、循环系统、泌尿系统、消化系统、神经系统、运动系统，介绍常用的重症护理技术。

第1节　常用的重症基础护理技术及仪器操作规范

一、有创动脉血压监测

(一)操作目的

目的是动态监测患者的血压变化,及时调整药物剂量,方便采集血气标本。

(二)适用范围

1.手术中失血过多或需要控制性降压。

2.各类危重症患者、严重的低血压、休克等血流动力学不稳的患者,或难以进行无创血压监测者等。

3.需要反复抽血进行动脉血气分析时。

(三)用物准备

有创动脉血压监测的用物准备见表2.1.1。

表2.1.1　有创动脉血压监测的用物准备

用物名称	数量	用物名称	数量
飞利浦心电监护仪及压力监测模块 (型号:MP40或者MP60)	1	一次性压力传感器	1
加压输液袋	1	生理盐水250mL	1
透明敷料	1	一次性使用静脉留置针	1
无菌手套	1	传感器导联线	1
一次性无菌巾	1		

(四)操作步骤

【操作前准备】

1.操作者准备:规范洗手,戴口罩。

2.用物准备及质量检查。

3.确认患者的信息,向患者解释动脉穿刺置管的目的和意义,取得患者的配合,减轻患者的紧张焦虑感。

4.置管前需行 Allen 试验(首选桡动脉),阴性方可穿刺。其他动脉(肱动脉、股动脉、足背动脉)置管前必须观察肢体的颜色、温度、运动状态,以做对比。

【操作过程】

1.一次性压力传感器(以下简称传感器)的连接

(1)打开传感器包装,检查部件的完整性。

(2)取出传感器,旋紧各个三通接口。

(3)将传感器与生理盐水连接。

（4）牵拉蓝色快速冲洗装置，在非加压的状态下排气，直到管路末端的气泡被排除。

（5）将连接好的生理盐水放入加压输液袋内，加压至300mmHg（绿色线），再次快速排气以确保所有的小气泡被排出。

（6）将传感器白色导联线连接端口连接到床旁监护仪传感器的导联线上，将导联线的另一端连接至床旁监护仪的相应插口，待用。

2.动脉置管（以桡动脉为例）操作

（1）触摸桡动脉搏动的最强点，以搏动点为中心环形消毒的直径为8cm×8cm，顺时针、逆时针连续消毒2遍，严格无菌操作。

（2）取出动脉留置针和透明敷料，打开备用。

（3）以穿刺点为中心铺一次性无菌巾，戴无菌手套。

（4）去除护针帽，左右松动针芯。

（5）左手触及搏动最强的部位（一般在腕横纹上两横指）后，右手持针以30°~45°进针。见回血后压低角度，再进针1~2mm后撤针芯，同时将剩余的导管全部送入动脉内。

（6）见鲜红色的血液向外搏动性流出，即可确认置管成功。一手压迫血管阻断，另一手迅速将传感器管路与患者的动脉留置管路相连接。

（7）确保管路通畅，床旁监护仪即可显示动脉血压波形。

（8）局部再次消毒皮肤后，用透明的敷料无张力固定留置针。

3.将传感器调零

（1）将压力传感器放置于患者的右心房水平，固定。

（2）旋转三通旋钮，关闭传感器患者端的动脉通道，使传感器和大气相通，按床旁监护仪"归零"键，当屏幕显示为"0"时表示零点校正完毕。

（3）旋回三通旋钮，监护仪上会立即出现压力曲线和数字，及时调整报警范围。

【操作后处理】

1.安置患者，整理床单位。

2.垃圾分类处理。

3.脱手套，洗手。

4.观察并记录。

（五）注意事项

1.禁忌证：①穿刺部位或其附近存在感染；②血管疾病，如脉管炎等；③手术操作涉及同一部位。

2.对于血压正常者来说，有创血压比无创血压的收缩压要高5~20mmHg。对于不同部位的动脉血压，其收缩压从主动脉、肱动脉至桡动脉和足背动脉逐渐升高，舒张压逐渐降低。

3.注意压力和波形的变化，及时将问题汇报给医生处理。

4.测压时传感器的高度应与右心房在同一水平，传感器高于右心房水平时血压下降,而在低于右心房水平时血压升高。

5.确保加压输液袋的压力为300mmHg,流速为2～4mL/h,并每隔4h冲洗管道。

6.置管期间,观察局部出血、血肿、感染、血栓形成、肢体坏死等情况,每日评估导管留置的必要性。

7.指导患者保持测压管的通畅并妥善固定动脉置管,防止导管受压、扭曲或滑脱。

二、中心静脉压标尺的测量操作

(一)操作目的

目的是监测患者右心房及上、下腔静脉胸腔段的压力,为临床诊断与治疗提供依据。

(二)适用范围

1.急性心力衰竭。

2.大量输液或心脏病患者输液。

3.其他需要监测心功能和血流动力学状态的患者。

(三)用物准备

中心静脉压标尺测量的用物准备见表2.1.2。

表2.1.2　中心静脉压标尺测量的用物准备

用物名称	数量	用物名称	数量
中心静脉压标尺(简称:测压尺)	1	生理盐水100mL	1
输液器	2	检查用的手套	1
三通阀	1	移动输液架	1
普通的橡皮筋	2	手消毒液	1

(四)操作步骤

【操作前准备】

1.患者准备:患者已行中心静脉置管,取去枕平卧位。

2.操作者准备:规范洗手,戴口罩、手套。

3.用物准备及质量检查。

4.核对患者的身份,向患者解释进行中心静脉压测量的目的和意义,取得患者的配合,减轻患者的紧张焦虑感。

【操作过程】

1.固定安装测压尺

(1)使用橡皮筋,将测压尺固定在移动输液架上。

(2)将输液器固定在测压尺卡槽内。

(3)确定零点位置:暴露患者同侧的腋下及胸部,零点位置在患者平卧时的第四肋间腋中线处(相当于右心房的水平)。

(4)将测压尺的零点小标尺水平对准患者的第四肋间腋中线处。

2.安装三通装置

(1)将另一副输液器的一端连接生理盐水,即生理盐水通路,另一端连接三通阀排气。

(2)将三通阀一侧连接测压尺上的输液器,另一侧连接中心静脉导管,注意旋紧。

3.测压

(1)转动三通阀开关,关闭中心静脉导管通路,开启生理盐水通路和测压尺通路,使测压尺输液器中的液平面高于预计的静脉压。

(2)转动三通阀开关,关闭生理盐水通路,使测压尺通路和中心静脉导管通路相通。

(3)测压尺输液器内液面下降,当降至一定的水平,不再下降时,液平面在测压尺上的读数即为中心静脉压。正常的压力值为$5\sim12cmH_2O$。

【操作后处理】

1.安置患者,整理床单位。

2.垃圾分类处理。

3.脱手套,洗手。

4.观察并记录数据。

(五)注意事项

1.中心静脉置管可作为输液途径,不测压时可持续输液,以保持通畅。

2.测压前应用生理盐水冲洗静脉通路,以防原药液的张力影响测量结果。

3.管道系统需连接紧密,测压时操作人员不能离开。

4.只能通过测压尺内液面下降来测压,不可让静脉血回入测压尺从而使液面上升来测压,以免影响测压值。

5.每日更换测压尺管路,有污染时应随时更换。

6.咳嗽、吸痰、呕吐、躁动、抽搐等均影响中心静脉压值,应在患者安静后$10\sim15min$测量。

7.测压宜选用生理盐水、5%葡萄糖溶液等这类的等渗液体。

8.勿在与三通阀相连的输液瓶内加入血管活性药物或含钾溶液,防止测压时中断上述药物的输入或测压后药液随溶液快速输入体内。

9.如为双腔中心静脉置管者,建议使用中心静脉导管中央腔测量。

(六)中心静脉压与血压同时监测的临床意义(表2.1.3)

表2.1.3 中心静脉压与血压同时监测的临床意义

中心静脉压	血压	临床意义	处理建议
低	低	血容量严重不足	积极补液(扩容)
低	正常	血容量轻度不足	适当补液(扩容)
正常	高	血管收缩,循环阻力增加	适当应用血管扩张药
正常	低	血容量相对不足	补液实验
高	低	血容量相对较多,心功能不全	限制输液,应用强心药
高	正常	血容量正常,血管收缩强烈	适当选用血管扩张药
高	高	水钠潴留,血管收缩强烈	控制输液

注:补液试验为取等渗盐水250mL,在5~10min内经静脉注入,如血压升高而中心静脉压不变,表示血容量不足;如血压不变而中心静脉压升高3~5cmH$_2$O,则表示心功能不全。

三、中心静脉导管维护

(一)操作目的

1. 确保中心静脉导管固定良好,防止非计划性拔管发生。
2. 保持中心静脉导管通畅,能正常输液,保证治疗。
3. 正确做好中心静脉导管维护,预防导管相关性血流感染的发生。

(二)适用范围

其适用于中心静脉导管留置的患者。

(三)用物准备

中心静脉导管维护的用物准备见表2.1.4。

表2.1.4 中心静脉导管维护的用物准备

用物名称	数量	用物名称	数量
输液接头	1	透明敷料(规格:10cm×12cm)	1
碘伏棉球	1	75%乙醇棉球	1
75%乙醇棉片	1	一次性弯盘	1
无菌手套	1	检查用的手套	1
手消毒液	1	生理盐水10mL	1
20mL注射器	1	胶布	1
剪刀	1	注射盘	1
管道标识	1	锐器盒	1
3M绵柔弹性胶布(规格:6cm)	1		

(四)操作步骤

【操作前准备】

1.操作者准备:规范洗手、戴口罩。

2.用物准备及质量检查。

【操作过程】

1.核对患者的身份,评估患者的意识、活动能力及合作程度。

2.操作前向患者或其家属解释操作目的。

3.安置合适的体位,头偏向一侧,暴露穿刺部位,揭开固定输液接头的胶带,观察导管口周围皮肤及敷料的情况。

4.揭去敷料

(1)戴检查用的手套。

(2)以0°或180°与穿刺口反方向揭去敷料,注意勿将导管拔出体外。

(3)观察导管穿刺处的情况:有无红、肿、疼痛、渗血和渗液等。

(4)脱去手套,用手消毒液洗手。

5.消毒

(1)戴无菌手套。

(2)一手提起导管,另一手持钳子夹取一个乙醇棉球,避开穿刺点及以其为圆心直径1cm的范围,顺时针消毒1次,逆时针消毒1次,再顺时针消毒1次,每次消毒只用1个消毒棉球,范围大于敷料覆盖的范围。

(3)夹取碘伏棉球,以穿刺点为中心,顺时针消毒1次,逆时针消毒1次,再顺时针消毒1次,每次消毒只用1个消毒棉球,范围大于敷料覆盖的范围。

(4)夹取碘伏棉球,消毒导管及固定翼。

6.粘贴透明敷料

(1)充分干燥后,取透明敷料,中央对准穿刺点,无张力垂放粘贴,将外露导管连同导管飞机翼盘成U型或S型,覆盖于敷料下,撕掉敷料边框,注意边撕边按压固定敷料。

(2)做好塑形,抚平整张敷料,排除残余的空气。

7.固定

(1)用剪刀将3M绵柔弹性胶布,剪成"Y"型。

(2)将"Y"型朝下进行粘贴:未裁剪端与敷料下缘导管外露处重合粘贴1cm,将外露导管从"Y"型裁剪口穿出,将"Y"两边固定在患者的皮肤上,并在裁剪处用胶带重叠粘贴。

8.注明更换的时间及更换者的姓名。

9.将记录有置管时间的导管标识粘贴于外露导管的远端,并塑形。

10.更换输液接头并冲管。

(1)卸下旧输液接头,用乙醇棉片消毒导管接头的外壁,快速旋转消毒至少15s。

(2)用20mL注射器抽回血,见回血后取5~10mL的生理盐水脉冲式冲洗导管。

（3）冲管完毕后，更换输液接头，正压封管。

【操作后处理】

1.将患者安置于舒适的体位，做好导管宣教。

2.整理床单位，将垃圾分类处理。

3.脱手套，洗手。

4.记录置管在体内的长度、置管处及周边皮肤的情况。

（五）注意事项

1.中心静脉导管留置的患者需每天评估导管留置的必要性，如病情允许，则应尽早拔管。

2.输入化疗药物、氨基酸、脂肪乳等高渗、强刺激性的药物或输血前后，应及时冲管。

3.对于无菌透明敷料，每周更换1次；对于纱布敷料，常规每2天更换1次。出现渗血、渗液、出汗等导致敷料潮湿、卷边、松脱或破损时，应立即更换。

4.对于接头，每周更换1次，但出现以下3种情况时要立即更换：①接头可能发生损坏时；②每次经由接头采过血后；③不管什么原因取下接头后。

5.注意观察中心静脉导管体外长度的变化，防止导管脱出。禁止将导管体外部分人为移入体内。

6.判断处理。

（1）输液前：评估导管的位置、是否通畅和固定的情况。如滴注不通畅，应查找原因，禁止强行滴注，以免液体外渗或栓子脱落而造成栓塞。

（2）输液中：每1～2h巡视观察患者的呼吸情况和穿刺部位有无渗血、渗液、红肿，如有上述情况，需查找原因，及时处理。

（3）输液后：常规用生理盐水正压封管，特殊情况（如高凝状态）下给予肝素钠盐水（生理盐水100mL+肝素钠0.2mL），取5～10mL脉冲式正压封管，以免堵塞管腔。

四、PICC维护

（一）操作目的

1.冲洗导管，保持导管通畅，预防堵管。

2.更换敷料，避免穿刺点污染，固定导管，预防感染。

3.更换无针输液接头，把由接头引发的潜在的感染风险降到最低。

（二）适用范围

1.在治疗间歇期至少每7天冲洗导管1次，同时更换敷料和无针输液接头。

2.穿刺点的周围局部皮肤异常或固定膜脱开，需要及时更换敷料。穿刺后24~48h必须更换一次敷料。

(三)用物准备

PICC维护的用物准备见表2.1.5。

表2.1.5　PICC维护的用物准备

用物名称	数量	用物名称	数量
PICC换药包	1	皮尺	1
输液接头	1	手消毒液	1
生理盐水100mL	1	锐器盒	1
20mL注射器	1	污物桶	1

(四)操作步骤

【操作前准备】

1.操作者准备:规范洗手,戴口罩、帽子。

2.用物准备:备齐用物,检查质量。

【操作过程】

1.核对解释

(1)核对患者的身份。

(2)向患者解释操作目的,取得患者的配合。

(3)询问患者的大小便的情况。

(4)询问患者有无乙醇、碘、胶带过敏史。

2.安置体位

(1)协助患者取舒适的体位。

(2)在患者的手臂下方垫一块治疗巾。

3.更换无针输液接头

(1)用手消毒液洗手。

(2)打开输液接头的无菌包装,用生理盐水进行预冲。

(3)戴无菌手套。

(4)用乙醇棉片消毒接头的横切面及外围至少20下,15s以上,去除残胶。

(5)连接新的输液接头,确保连接紧密。

4.冲洗导管

(1)用脉冲方式冲入生理盐水10～20mL。

(2)当生理盐水剩余0.5～1mL时,以边推注边退的方法脱开注射器。

5.更换敷料

(1)去除敷料:以0°或180°撕除敷料(从导管远心端向近心端)。

(2)观察导管置入的深度及穿刺处周围皮肤的情况,如有异常,对症处理。

(3)再次洗手或者用免洗消毒液洗手。

(4)消毒。

1)用75%乙醇大棉棒清洁消毒穿刺点周围的皮肤至少2遍,去除残胶,用力适中,待干。

2)用含2%葡萄糖酸氯已定乙醇或有效的碘浓度不低于0.5%的碘伏或2%碘酊大棉棒,消毒以穿刺点为中心的皮肤至少2遍,用力适中,待干。

3)用第三根含2%葡萄糖酸氯已定乙醇或有效的碘浓度不低于0.5%的碘伏或2%碘酊大棉棒,消毒导管及固定翼上下两面(由内到外),待干。

4)必要时可重复上一步骤。

(5)以穿刺点为中心贴上新的无菌透明敷料,妥善固定导管。

(6)在敷料的小标签上注明更换的日期、时间、姓名。

【操作后处理】

1.观察患者更换后的情况,做好导管相关性知识的宣教。

2.整理用物。

3.洗手。

4.记录穿刺部位的情况、导管的深度、敷料更换的时间并签名。

(五)注意事项

1.对用物严格进行消毒灭菌,严格无菌操作。

2.无针输液接头如有损坏、有血液或残留物、因任何原因从原输液装置上取下后,应及时更换。

3.经输液接头(或接口)进行输液及推注药液前,应使用乙醇棉片(或棉球)多方位擦拭接头(或接口)的横切面及外围至少20下,时间15s以上。

4.经PICC输注药物前宜通过回抽血液来确定导管在静脉内。

5.给药前后、输血或血制品、输注营养液、输注不相容的液体或药物后、抽回血后,宜用生理盐水脉冲式冲管,不能用含有血液和药液混合的盐水冲洗导管,不可使用重力静滴方式代替脉冲方式冲管,连续输液者宜每隔12h冲管1次。

6.如推注生理盐水遇阻力或者抽吸无回血时,应进一步确定导管的通畅性,不应强行推注。

7.冲封管应使用10mL及以上注射器或一次性专用冲洗装置,不将导管应用于高压注射泵推注造影剂和血液动力学监测(耐高压的导管除外)。

8.如遇药物与生理盐水不相容时,可使用5%葡萄糖注射液(或专用液体)冲管,再用生理盐水封管。

9.应每日观察穿刺点及周围皮肤的完整性。纱布或敷料的更换间隔时间不应超过48h。

10.合理摆放导管的外露部分,避免出现折角,贴敷料时使用无张力粘贴。将固定翼固定在贴膜里面,防止导管滑脱。切勿将胶带直接固定于导管体上,以免损伤导管,必要时可使用固定翼。

(六)操作指引

1.脉冲方式:有节律地并适度用力地推注射器的活塞,轻一下,重一下,使生理盐水产生湍流,将导管管壁冲洗干净。

2.冲管生理盐水的用量：成人20mL，儿童6mL，特别限制生理盐水用量的患者减半。

3.正压封管：用导管容积加延长管容积2倍的生理盐水或肝素盐水，边推边退出针头或注射器的乳头。肝素盐水浓度可用0～10U/mL。

五、单针双腔管维护

(一)操作目的

目的是维护血液透析患者的血管通路，防止导管堵塞及导管相关性血流感染。

(二)适用范围

其适用于3天或3天以上未进行血液透析的患者。

(三)用物准备

单针双腔管维护的用物准备见表2.1.6。

表2.1.6　单针双腔管维护的用物准备

用物名称	数量	用物名称	数量
上机包(内含无菌手套3个、5mL注射器2个、75%乙醇棉球若干、2.5%碘伏棉球若干、镊子1把、纱布1块、弯盘1个、导管帽2个)	1	消毒棉签	1
肝素溶液(根据导管的管径选择)	1	沙袋	1
检查用的手套	1	手消毒液	1
纱布	1	无菌纱布	1
弹力绷带	1		

(四)操作步骤

【操作前准备】

1.操作者准备：规范洗手、戴口罩。

2.用物准备及质量检查。

【导管维护操作过程】

1.核对患者的身份。

2.向清醒的患者解释操作目的。

3.戴检查用的手套。

4.患者取合适的体位：若为颈内或锁骨下静脉，头转向对侧。

5.去除穿刺处的敷料。

6.观察穿刺处的情况：有无肿胀和渗血或渗液、管道有无脱出、缝线有无脱落等。

7.脱去检查用的手套，用手消毒液洗手。

8.按上机流程(详见B.Braun Diapact血液透析机的上机操作流程)。

9.用10mL生理盐水冲洗导管，再根据管腔容量用肝素溶液封管动脉端。

10.更换动脉端的导管帽。

11.以同样的方法用肝素溶液封管静脉端。

12.更换静脉端的导管帽。

13.用无菌纱布包裹导管并妥善固定。

14.注明更换的日期,操作者签名。

【拔管操作过程】

1.核对患者的身份。

2.向清醒的患者解释操作目的。

3.拔管前评估患者的情况,尽量避免易引起腹压增高的因素,如吸痰等。

4.戴检查用的手套。

5.用碘伏棉球消毒穿刺点及周围皮肤,并去除缝线。

6.由医生操作拔除单针双腔管:用无菌纱布按压插管口后拔除导管,必要时行导管头培养。

7.按压时间至少为30min,具体视患者的凝血功能而定。

8.止血后用无菌纱布、弹力绷带包扎,用沙袋压迫止血,并随时观察拔管处有无再次出血的现象。若患者咳嗽或需要行吸痰等操作,则需继续按压穿刺点,并做好交班。

9.若未再出血,在6h后去除沙袋,12h后去除弹力绷带。

【操作后处理】

1.健康宣教。

2.整理床单位。

3.垃圾分类处理。

4.脱手套,洗手。

5.观察并记录。

(五)注意事项

1.若维护时导管不畅,应及时汇报医生。

2.压迫时间应视患者的凝血功能而定。

3.随时观察患者的出血情况。

4.拔管患者应采取卧位,禁取坐位,以防静脉内压力低而产生气栓。

5.拔管当天不能沐浴。

6.股静脉拔管后应卧床4h。

六、脑室引流管护理

(一)操作目的

1.通过脑室检查以明确诊断和定位。

2.治疗脑室内出血。

3.减少脑膜刺激及蛛网膜粘连,术后早期控制颅内压等。

(二)适用范围

1.因脑积水引起的脑脊液循环受阻所致的颅内高压危急的状态。

2.对脑室出血的患者穿刺引流血性脑脊液。

3.引流炎性脑脊液,或向脑室内注入抗生素治疗室管膜炎。

4.颅内肿瘤合并颅内高压、后颅窝巨大占位,术前脑室引流来降低颅内压,避免开颅术中颅压骤降而引发脑疝。

5.高血压脑出血破入脑室等。

(三)用物准备

必要时准备约束具。

(四)操作步骤

【操作前准备】

1.操作者准备:规范洗手,戴口罩。

2.用物准备及质量检查。

【操作过程】

1.核对患者的身份。

2.向患者及其家属解释操作目的、注意事项。

3.妥善固定引流管,平卧位时引流管的开口需高出侧脑室平面10~15cm(即外耳道水平)以维持正常的颅内压,侧卧位时以正中矢状面为基线,高出15~18cm(如为血性脑脊液,可适当放低引流袋)。

4.保持引流管通畅,避免引流管受压、扭曲、折叠、成角,意识障碍者需适当约束或有专人看护。

5.适当限制患者头部的活动范围,避免大范围的运动。患者躁动时,可酌情予以约束。

6.观察引流管内液面有无波动,观察引流液的性质、颜色、量,记录24h的引流量。引流液随患者呼吸、脉搏等上下波动,则提示通畅,反之不畅。

(1)正常的脑脊液无色、透明、无沉淀,术后1~2天可略带血性,之后转为橙黄色。

(2)如大量的鲜血或血性脑脊液逐渐加深为脑室内出血。

(3)如脑脊液混浊,呈毛玻璃状或有絮状物,提示颅内感染。

7.控制脑脊液的引流量:正常的情况下脑脊液每3min分泌1mL,每小时分泌20mL,每日400~500mL,引流量以不超过500mL/天为宜,如引流速度过快(>20mL/h)或引流量过大(>500mL/24h),应及时通知医生。如患者有颅内感染时,脑脊液分泌增加,引流量将相应增加。

8.严格无菌操作,防止感染。原则上一般不更换引流袋,减少因人为操作而引发感染的风险。

【操作后处理】

1.整理床单位及用物,协助患者取平卧位或侧卧位,调整引流袋的高度至有利于引流的位置。

2.指导患者注意事项。

3.脱手套、洗手。

4.拔管前一日,根据医嘱应试行抬高引流袋或夹闭引流管,以便了解脑脊液循环是否通畅,如出现颅内压增高的症状,应立即开放夹闭的引流管,并告知医生。拔管后严密观察病情变化、局部有无渗液,若有脑脊液漏出,应通知医生给予缝合,以免引起颅内感染。

(五)注意事项

1.严格执行无菌操作,护理时动作轻柔,避免牵拉引流管,搬运患者时,暂予夹闭引流管。

2.每日准确记录引流量,在倾倒引流量前后要对引流袋口进行严格消毒,倾倒引流液时应夹闭引流管,以免管内脑脊液逆流回脑室。禁止在引流管上穿刺,以免造成污染。

3.留置脑室引流管期间,保持患者平卧位。患者的病情稳定后,可遵医嘱将床头抬高15°~30°,并相应调整引流管的高度。

4.脑室引流管引流不畅有以下原因。对应的解决方法必须由医生或在医生指导下进行操作。

(1)颅内压低于1.18kPa~1.47kPa(证实方法:降低引流袋的高度,观察有无脑脊液流出)。

(2)引流管放置过深、过长或扭曲(处理方法:在CT引导下将引流管缓慢向外抽出至有脑脊液流出)。

(3)引流管口吸附于脑室壁(处理方法:将引流管轻轻旋转,使管口离开脑室壁)。

(4)脑组织、血凝块堵塞(处理方法:将注射器轻轻外抽)。

(5)必要时更换引流袋。

七、腰大池引流置管及护理 ——————————

(一)操作目的

1.引流脑脊液,减轻血性脑脊液对脑和脑膜的刺激,缓解脑血管痉挛,改善脑缺血的状态。

2.鞘内注射给药,以治疗结核性脑膜炎或隐球菌性脑膜炎患者,提高治愈率,促进康复。

3.引流炎性脑脊液。

(二)适用范围

1.适用于无脑疝征象、颅内高压不明显、穿刺部位皮肤或软组织及全身无明显感染的患者。

2.适用于无高颈段脊髓压迫性病变的患者。

(三)用物准备

腰大池引流置管及护理的用物准备见表2.1.7。

表2.1.7　腰大池引流置管及护理的用物准备

用物准备	数量	用物准备	数量
一次性硬膜外穿刺包	1	无菌手套	1
一次性引流袋	1	碘伏棉球	若干
地西泮注射液(规格:2mL/10mg)	1	盐酸利多卡因注射液(规格:5mL/0.1g)	1
3M医用敷料	1	20%甘露醇250mL	2
约束具(必要时)	1		

(四)操作步骤

【操作前准备】

1.操作者准备:规范洗手,戴口罩。

2.用物准备及质量检查。

3.确认已签署置管知情同意书并核对置管医嘱。

4.病房环境整洁,减少人员走动及探视,予空气消毒1次。

【操作过程】

1.确认患者的身份。

2.与患者或其家属沟通,解释操作目的、注意事项及配合方法。

3.术前30min根据医嘱快速静滴20%甘露醇250mL以降低颅内压。

4.协助医生使患者侧卧,背部垂直于床面,腰部后弓,髋、膝关节尽量屈曲,头颈部向膝关节靠拢,大腿紧贴腹部。

5.躁动患者应给予约束带保护,遵医嘱使用镇静剂,同时常规准备地西泮及脱水药物,供术中使用。

6.选择L3~L4或L4~L5椎间隙为穿刺点,采用直径1mm的进口硬膜外导管,严格消毒皮肤后行局部麻醉,将腰穿针缓缓刺入皮肤。进入蛛网膜下腔后,见有脑脊液流出后测压,再将硬膜外导管向患者头侧置入5~8cm,用3M敷料固定导管,外接一次性脑室外引流器,保持引流装置的密闭性。

7.术中观察并记录体温、脉搏、呼吸、血压、神志及瞳孔的变化,同时使患者保持侧卧位,头和下肢屈曲,躯干呈弓形。

8.妥善固定引流管,固定的位置应方便患者翻身,又远离肛门以减少引起感染的机会。将导管沿脊椎侧向头部方向延长固定,从肩侧伸出后固定于床旁,使腰大池引流袋入口处高于脊髓平面10~20cm,根据每天的引流量调节引流袋的高度。

9.术后嘱患者绝对卧床休息,先去枕平卧6h,随后根据病情采取平卧位或侧卧位,并严密监测生命体征的变化。

【操作后处理】

1.整理床单位及用物,协助患者取平卧位。

2.指导患者注意事项。

3.脱手套、洗手、记录。

(五)注意事项

1.严格执行无菌操作。护理时动作轻柔,避免牵拉引流管。搬运患者时,暂予夹闭引流管。

2.每日准确记录引流量,在倾倒引流量前后要对引流袋口进行严格消毒,倾倒引流液时应夹闭引流管,以免管内引流液逆流而引起感染。

3.加强对患者或其家属的宣教,避免自行抬高床头或将引流袋放于地上,以致在较短的时间内引流出较多的脑脊液。

4.腰大池引流期间,加强巡视病房,每30min～1h巡视1次。翻身、搬动患者及各种操作完毕后,应检查确认引流管固定的情况,保持置管部位敷料粘贴完整,保持引流管通畅,避免引流管受压、扭曲、折叠、成角。对躁动的患者加以约束制动,防止牵拉及误拔引流管。引流不畅时,应告知医生,并积极找出原因。

5.病房内定时通风,每日空气消毒1次,减少探视和人员流动。搬动患者时先夹闭引流管,防止引流液逆流。保持置管部位的敷料清洁干燥,随时观察置管部位的皮肤是否有发红、肿胀等异常的现象。配合医生留取脑脊液进行常规及生化检查。

6.观察腰大池引流液的性质、颜色、量,记录24h的引流量。如在较短的时间内引流出较多的脑脊液,应立即摇平床头使患者平卧,夹闭引流管,并通知医生配合处理。

7.严格控制引流的速度,避免引流过量,每日引流量为200～300mL,即10mL/h左右,防止继发枕骨大孔疝、颅内出血等。

8.严格无菌操作,防止感染。原则上为减少因人为操作而并发的感染,不应每日更换腰大池引流袋,可以在必要时由医生更换引流袋。

9.及时拔管

(1)拔管指征:脑脊液的颜色澄清、各项指标恢复(脑脊液中红细胞<10^6/L,蛋白<0.8g/L)、患者的一般情况好转。

(2)拔管时观察患者的意识、瞳孔、生命体征的变化。

(3)拔管后除注意观察患者的意识、生命体征外,还要注意置管处有无脑脊液漏出。拔管后置管部位有脑脊液漏出者,通知医生给予缝合后加压包扎。

八、胸腔闭式引流管护理

(一)操作目的

1.保持引流管通畅,维持胸腔内压力。

2.避免引流胸腔内的积液、积气,防止逆行感染。

3.便于观察胸腔引流液的颜色、性状、量。

(二)适用范围

其适用于带有胸腔闭式引流管的患者。

(三)用物准备

胸腔闭式引流管护理的用物准备见表2.1.8。

表2.1.8　胸腔闭式引流管护理的用物准备

用物名称	数量	用物名称	数量
治疗盘	1	胶布	1
卵圆钳	2	污物筒	1
生理盐水(500mL/瓶)	2	消毒弯盘	2
引流瓶	1	碘伏棉球	1
开瓶器	1	检查用的手套	1
无菌纱布	1	镊子	1

(四)操作步骤

【操作前准备】

1.操作者准备:规范洗手、戴口罩。

2.用物准备

(1)检查引流瓶的消毒日期,检查有无破损。

(2)正确连接引流瓶。

(3)按无菌技术要求向瓶内倒入生理盐水。

　　1)单腔引流瓶:加至0刻度(水位线)使长管在液面下约3~4cm处,或遵医嘱增加液面高度,并做好标记,盖紧瓶盖。

　　2)三腔引流瓶:倒水至水封腔4cm和调压腔20cm。

(4)将引流瓶保持直立,对单腔引流瓶做好液面标记,三腔引流瓶则无须标记。

3.患者准备

(1)确认患者的身份。

(2)向患者或其家属解释目的、注意事项及需配合的内容。

(3)戴检查用的手套。

【操作过程】

1.安置患者的体位:取舒适的卧位(平卧位、低半卧位)。

2.正确放置引流瓶,保持引流瓶与胸腔距离60~100cm,将其固定于床缘。

3.检查伤口,观察水柱波动及有无气泡溢出,注意保暖。

4.挤压引流管:尽量从近伤口端开始挤压至接口处,两手交替挤压。

5.用2把卵圆钳相对,夹住胸腔引流管上距连接管3~6cm处,以防止空气进入胸腔。

6.将消毒弯盘放于引流管的接口处,用碘伏棉球消毒引流管的接口处2次,上下纵行消毒各5cm。

7.取无菌纱布,裹住接口处进行分离。

8.用碘伏棉球消毒引流管的管口。

9.将胸管引流管与水封瓶连接管连接。

10.放开卵圆钳,检查管道是否通畅。检查方法:确认水封瓶长管在液面下约3～4cm处,嘱患者咳嗽或深呼吸,观察引流瓶内水柱波动的情况。

【操作后处理】

1.协助患者取舒适的体位,整理床单位。

2.整理用物。

3.脱手套、洗手。

4.观察并记录。

(五)注意事项

1.保持引流管的长度适宜、定时挤压,翻身活动时防止引流管受压、打折、扭曲、脱出。患者需要离床时,引流瓶的位置应低于膝盖且保持平稳。搬动患者时,应注意保持引流瓶低于胸膜腔,并用2把卵圆钳夹紧引流管,漏气明显的患者不可夹闭胸管。

2.意外脱管的紧急处理方法:若发生胸腔引流管自胸壁滑脱,应立即用手捏紧引流管口周围的皮肤(注意不要直接接触伤口),消毒后用凡士林纱布封闭伤口,协助医生做进一步的处理。若引流瓶损坏或引流管与引流瓶接头处滑脱,应立即夹闭或反折近胸端胸管,按无菌操作更换整个装置。

3.如水柱无波动,患者出现胸闷、气促,以及气管向健侧偏移等肺受压的症状,应考虑引流管被血块堵塞,需设法挤捏或使用负压间断抽吸,促使其通畅,并通知医生。

九、ACT Plus 监测仪操作

(一)操作目的

目的是测定患者激活全血凝固时间(activated clotting time of whole blood, ACT),以调整抗凝药物的使用剂量,从而保障患者的安全。

(二)适用范围

1.因治疗需要使用肝素类药物抗凝的患者。

2.需要监测ACT的患者。

(三)用物准备

ACT Plus监测仪操作的用物准备见表2.1.9。

表2.1.9 ACT Plus监测仪操作的用物准备

用物名称	数量	用物名称	数量
ACT Plus 监测仪	1	测试试剂	1
检查用的手套	1	2mL注射器	1

(四)操作步骤

【操作前准备】

1.操作者准备:规范洗手,戴手套、口罩。

2.用物准备及质量检查。

3.向患者解释抽取血液进行ACT监测的目的,以减轻患者的紧张焦虑感。

【操作过程】

1.开机预热

(1)打开ACT Plus监测仪背面的电源,让机器预热10min,使仪器温度升至37℃备用。

(2)检查ACT Plus监测仪测试试剂的数量及质量,观察有无破损。

(3)将测试试剂放入试剂槽中(此时切勿将试剂槽推入机器中),预热3~5min。

(4)输入患者的住院号、检验者的工号和测试试剂的批号。

2.测试

(1)用2mL注射器抽取患者的血液2mL(禁止从使用抗凝药物的血管内采血)。

(2)将测试试剂从试剂槽中取出,轻弹测试试剂的底部,使高岭土试剂混匀。

(3)将注射器的针头插入至测试试剂的底部,缓缓注入血样,注意避免在试管中产生气泡。

(4)当血样液平面到达两刻度线之间时,停止注入,取出针头。取出针头时,需注意不要将针头血滴黏附在试管内壁和黑色旗标杆上。

(5)将测试试剂放入试剂槽,轻轻推入仪器,开始测试。

(6)测试结束,试剂槽弹出,液晶屏上会显示2个通道的平均值和差异值,若差异值/平均值×100%<12%,则测试成功,接受该平均值,同时记录下差异值备查。

【操作后处理】

1.垃圾分类处理。

2.脱手套、洗手。

3.观察并记录数据。

(五)注意事项

1.ACT Plus仪器允许使用以下药剂进行表面清洗:异丙醇、甲醇、丙醇、戊二醛、漂白剂、乙醇、过氧化氢、柔性清洁剂等。

2.测试试剂应保存在0℃以下的环境中,禁止冷冻保存,需在有效期内使用。

3.测试中可能出现的问题及原因见表2.1.10。

表2.1.10　测试中可能出现的问题及原因

问题	可能原因
测试进行至25s左右,试剂槽弹出,屏幕上2个通道都显示"－－－";或伴随"嘀"声,屏幕上1个通道显示"－－－",另1个通道继续测试	注血方式错误:注血时,注血速度一定要慢,否则会在血样中产生气泡,在测试开始的前20s,气泡的表面张力将会阻止黑色旗标杆下落,造成测试参考时间无法建立,20s后将会显示"－－－",测试无法正常进行

续表

问题	可能原因
2个通道的测试时间相差过大（差异值/平均值×100%＞12%）	①注血时,有血样黏附在其中一试管刻度线以上的内壁或黑色旗标杆上,造成测试过程中,黑色旗标杆黏附在试管内壁,无法下落,提前结束测试 ②试管2个通道中血样注射量的差异过大
将试剂槽推入测试位置后,试剂槽立刻弹出,屏幕显示"4"	光路有故障,可以用棉签沾清水擦拭光路。如果仍然出现此错误代码,请与厂家联系
将试剂槽推入测试位置后,试剂槽立刻弹出,屏幕显示"1"	①药筒旗标杆方向偏转,取出药筒,调整旗标杆方向,使旗标杆方向朝向仪器内部,重新测试 ②推入试剂槽的动作过猛
试剂槽推入测试位置后,显示出现倒数计时	药筒类型的选择错误,请选择药筒类型为HR-ACT
某种原因导致制动器不能正常弹出	使用制动器旁的把手,将制动器拉出

(六)正常值的判读

关于2个通道的差异值/平均值,对于未使用肝素的样本,应＜10%;对于使用肝素的样本,应＜12%。

样本计算说明:

1.通道1的凝血时间:210s。

2.通道2的凝血时间:200s。

3.平均凝血时间:205s。

4.差数:10s。

5.平均值的12%:25s。

6.结论:10s的差数小于12%,即25s。因此,这些结果是可接受的。

十、床上翻身移位滑动布的操作

(一)操作目的

1.用于患者过床及各种体位变换,减轻护理的繁重负担。

2.可以减少过床及床上翻身移位时摩擦力的产生。

(二)适用范围

其适用于患者过床及床上翻身移位。

(三)用物准备

准备床上翻身移位滑动布(以下简称:滑动布)1块。

(四)操作步骤

【操作前准备】

1.操作者准备:规范洗手、戴口罩。

2.物品准备及质量检查。

3.核对患者的身份,解释操作目的。

【操作过程】

1.铺设方法:先协助患者侧卧位,然后将滑动布对折,铺至床单上面。注意患者的头下也要铺上滑动布。再将滑动布从患者的另一侧拉出,铺平。单人操作时,必须先拉起一侧床栏,防止患者坠床。

2.向上移动:为避免向上移动时患者头部碰到床板,可将枕头放在床头予以保护。

(1)单人操作:弯曲患者的双膝关节,双手扶住患者的双大腿根部后侧,将患者向上移动。

(2)双人操作:操作者分别站在患者的两侧,均用双手扶住患者的肩部及髋部,利用两层滑动布之间的滑动,共同将患者向上移动。

3.左右翻身。

(1)单人操作:操作者先用双手抓住滑动布的上面一层,然后双腿下蹲,保持手臂与床平行,往自身方向平拉;再缓缓向上方提拉,将患者身体轻轻侧翻。

(2)双人操作:操作者分别站在患者的两侧,一位操作者用双手抓住滑动布的上面一层,双腿下蹲,保持手臂与床平行,往自身方向平拉;另一位操作者则用双手扶住患者的肩部和臀部,防止其坠床。然后,两个人共同缓缓向上方提拉,将患者身体轻轻侧翻。

4.过床(双人操作)。

(1)将转运床及病床尽量靠拢,确保无缝隙。

(2)将转运床及病床的刹车制动。

(3)两位操作者分别站在患者的两侧。站在转运床侧的操作者用双手扶住患者的肩部和臀部。站在病床侧的操作者则用双手抓住双层滑动布的上边一层。

(4)站在转运床侧的操作者扶住患者的肩部和臀部,将患者往病床方向推,站在病床侧的操作者抓住双层滑动布上面一层将患者往病床上拉,利用两层滑动布之间的滑动,共同将患者从转运床移到病床上。

5.取出滑动布:两人协助,先将患者侧翻,然后一位操作者用双手扶住患者的肩部及髋部,另一位操作者将滑动布从患者的头部和腿部往中间缓缓抽出,直至完全撤离。

【操作后处理】

1.安置患者。

2.洗手、记录。

(五)注意事项

1.因滑动布面料超滑,操作时注意动作轻柔,避免用力过大、过猛而导致患者坠床。

2.为防止患者坠床,单人操作时必须将另一侧床栏拉起;患者过床时,必须确认转运床及病床的刹车处于制动状态,两床之间尽量靠拢,确保无缝隙。

3.使用滑动布时,一定要有专业的医护人员在场。

4.滑动布不要接近电吹风等高温物品。

5.使用40℃以下的水温、中性洗涤剂进行清洗,避免阳光直射,阴干即可。

十一、轴线翻身操作

(一)操作目的

1.协助颅骨牵引、脊椎损伤、脊椎手术、髋关节术后的患者在床上翻身。

2.预防脊椎再损伤及关节脱位。

3.预防压力性损伤,增加患者的舒适感。

(二)适用范围

1.颅骨牵引、脊椎损伤、脊椎手术、髋关节术后的患者。

2.大手术前后的患者等。

(三)用物准备

轴线翻身操作的用物准备见表2.1.11。

表2.1.11　轴线翻身操作的用物准备

用物名称	数量	用物名称	数量
检查用的手套	1	翻身枕	1
软枕	1		

(四)操作步骤

【操作前准备】

1.护士准备:规范洗手,戴手套、口罩。

2.核对患者的身份,向患者及其家属解释翻身的过程、目的,取得患者的配合,减轻患者的紧张焦虑感。

3.环境准备:关门窗、拉屏风,室温适宜,光线充足。

4.评估患者的病情、意识、伤口和引流管的情况及床单位是否整洁干燥,检查患者肢体的活动、感觉及配合能力,观察患者的损伤部位和管路情况。术后患者翻身时,应检查敷料有无脱落,如分泌物浸湿敷料,应先更换再翻身。

5.固定床脚,将各种导管及输液装置等安置妥当,移去枕头,松开被尾。

【操作过程】

1.操作者均站在患者一侧。患者仰卧,两臂交叉于胸前。

2.将患者平移至操作者近侧床旁。

3.当患者有颈椎损伤时,第1位操作者用双手固定患者的头部和颈部,沿纵轴向上略加牵引,使患者的头、颈随躯干一起缓慢移动;第2位操作者将双手分别置于患者的肩部、腰部;第3位操作者将双手分别置于腰部、臀部;3人同步翻转。患者无颈椎损伤时可由2位操作者完成轴线翻身,翻身时应该查看重点部位的皮肤情况,如尾骶部、枕后等。

4.翻身后,患者的背部垫翻身枕。

5.在两膝之间放软枕,双膝呈自然弯曲状,呈功能位。

【操作后处理】

1.整理床单位。

2.洗手。

3.准确记录翻身时间及皮肤的情况。

(五)注意事项

1.协助患者翻身时,应注意保持脊椎平直,以维持脊椎正确的生理曲度,避免由于躯干扭曲,加重脊柱骨折、脊髓损伤和关节脱位。翻身角度不可超过60°,避免由于脊柱的负重增大而引起关节突骨折。

2.对于颈椎和颅骨牵引的患者,翻身时不放松牵引。

3.对于石膏固定或伤口较大的患者,翻身后应将患处放置于适当的位置,防止受压。

4.翻身时注意为患者保暖并防止其坠床,避免拖拉,保护局部的皮肤。

十二、体位摆放技术

(一)操作目的

正确的体位可以预防或减轻痉挛和畸形的出现、保持躯干及肢体的功能状态。定时更换体位可以预防压力性损伤等并发症的发生。

(二)适用范围

其适用于因疾病、创伤而导致躯体和肢体功能障碍,需长期卧床的患者。

(三)用物准备

体位摆放的用物准备见表2.1.12。

表2.1.12 体位摆放的用物准备

用物名称	数量	用物名称	数量
检查用的手套	若干	翻身枕	若干
软枕	1		

(四)操作步骤

【操作前准备】

1.操作者准备:规范洗手,戴手套、口罩。

2.核对患者的身份,向患者及其家属解释体位摆放的过程、目的,取得患者的配合,减轻患者的紧张焦虑感。

3.环境准备:关门,拉屏风,室温适宜,光线充足。

4.评估患者的病情、意识、伤口和引流管的情况及床单位是否整洁干燥,检查患者肢体的活动、感觉及配合能力,观察患者损伤部位的情况。术后摆放患者肢体时,应检查敷料有无脱落。如敷料被分泌物浸湿,应先更换敷料再摆放肢体。

5.固定床脚,将各种导管及输液装置等妥善安置。

【操作过程】

1.摆放脊髓损伤(四肢瘫)患者的抗痉挛体位。

(1)仰卧位:头部垫枕,将头两侧固定;肩胛下垫枕,使肩上抬前挺、肘关节伸直、前臂旋后、腕背伸、手指微曲;髋、膝、踝下垫枕,足保持中立位。

(2)侧卧位:头部垫枕,上侧上肢保持伸展位,下肢屈曲位,将下侧的肩关节拉出以避免受压和后缩,臂前伸,前臂旋后,肢体下均垫长枕,背后用长枕靠住,以保持侧卧位。

2.摆放偏瘫患者的抗痉挛体位。

(1)摆放患侧卧位。

1)头部:用枕头支撑。躯干稍后旋,用枕头支撑后背。

2)上肢:患侧上肢前伸,肘关节伸展,掌心向上;将健侧上肢放于身体上或背后的枕头上。

3)下肢:呈迈步位,患肢在后,髋关节微后伸,膝关节略曲;健侧在前,髋膝屈曲并有枕头在下支持。

(2)摆放健侧卧位。

1)头部:用枕头支撑。躯干与床面呈90°,用枕头支撑后背。

2)上肢:患侧肩前屈100°,肘和腕伸展,掌心向下,腕关节背伸;健侧上肢可放于任何舒适的位置。

3)下肢:患侧骨盆旋前,髋、膝关节半屈曲,置于枕上,足与小腿尽量保持垂直位,足不能内翻悬于枕头边缘;健侧下肢平放床上,轻度伸髋,稍屈膝。

(3)摆放仰卧位。

1)头部:置一软枕,不宜过高。

2)上肢:在患肩垫一个比躯干略高的枕头,将伸展的上肢置于枕上,前臂旋后,掌心向上,手指伸展张开。

3)下肢:在患侧臀部及大腿下垫枕,枕头外缘卷起可防止髋关节外展、外旋,枕头右下角支撑膝关节呈轻度屈曲位。

3.摆放功能位肢体。

肩关节保持外展45°,前屈30°,内旋15°;肘关节保持屈曲90°;腕关节保持背伸20°～30°,尺倾5°～10°;髋关节保持屈曲15°～20°,髋外展15°～20°,外旋5°～10°;膝关节保持屈曲5°～15°;踝关节保持背伸90°。

【操作后处理】

1.安置患者,整理床单位。

2.脱手套,洗手。

3.观察并记录。

(五)注意事项

1.长时间仰卧位和大小便刺激是压力性损伤的高风险因素,常规每2h更换体位1次,保持床单位平整、干燥。

2.脊髓损伤的患者在侧卧位时采用轴线翻身护理的技术,3人同时轴线翻身。骨折稳定后,可在仰卧位、侧卧位、俯卧位间转换,逐步增加俯卧的耐力,刺激膀胱排空,预防下肢伸肌张力增高,预防身体后侧压力性损伤。

3.患侧卧位是偏瘫患者所有体位中最重要的体位,可以增加患侧的感觉刺激,促进本体感觉输入,对抗患者肢体痉挛,有利于健侧手的活动;仰卧位应尽可能少用,以免引起异常的反射活动。患侧手中不放置任何物品,以免引起抓握反射。

第2节　呼吸系统常用的护理技术操作规范

一、文丘里面罩吸氧

(一)操作目的

目的是改善和纠正低氧血症,防止组织缺氧,减少与缺氧代偿有关的心肺做功。

(二)适用范围

1.用于慢性阻塞性肺疾病和慢性肺源性心脏病的患者。
2.用于低氧血症伴高碳酸血症的患者。

(三)用物准备

文丘里面罩吸氧的用物准备见表2.2.1。

表2.2.1　文丘里面罩吸氧的用物准备

用物名称	数量	用物名称	数量
氧气表	1	吸氧记录卡	1
氧气面罩(型号:Venturi。包装袋内含:带有松紧带的面罩、氧气连接管、氧浓度调节器)	1	"圣诞树"(氧气接头)	1

(四)操作步骤

【操作前准备】

1.操作者准备:规范洗手、戴口罩。
2.评估患者的病情及合作程度,评估环境是否安全。
3.查对医嘱,用物准备及质量检查。

【操作过程】

1.携用物至床旁,核对患者的身份。

2.向患者或其家属解释用氧目的。

3.将患者置于舒适的体位。

4.关氧气表的开关,将氧气表插入壁式吸氧孔,安装圣诞树。

5.按医嘱选择并安装白色或绿色的氧浓度调节器,使用时将调节器箭头对准指示线。

6.将氧气连接管一端接吸氧装置中的"圣诞树",另一端接文丘里装置中氧浓度调节器的尾端,并开启相对应的氧流量。

7.将面罩扣在患者的脸部,将松紧带绕过患者的头部,搁置在耳朵上方。调整面罩两侧的松紧带。调节面罩上端的铝夹,使面罩与面部密合,避免氧气进入眼睛。

8.记录用氧开始时间和氧流量,并签名。

【操作后处理】

1.安置患者,嘱咐患者用氧的注意事项。

2.规范洗手。

3.观察并记录用氧情况。

【停氧操作】

1.规范洗手,携带用物至床旁。

2.核对患者的身份,解释操作目的。

3.放松松紧带,取下面罩。

4.关闭流量表。

5.记录吸氧停止时间并签名。

6.安置患者。

7.操作后用物处置。

8.规范洗手。

(五)注意事项

1.目前使用的文丘里氧气面罩里有两种氧浓度调节器:绿色调节器和白色调节器。另外,市场上还有一种专用的文丘里装置,分成五种颜色,分别对应不同的氧浓度(绿色、红色、白色、黄色、蓝色对应的氧浓度分别为60%、40%、35%、28%、24%)。

2.保持管道通畅,观察患者吸氧的效果。吸氧的有效指征为:患者由烦躁不安转为安静,心率变慢,血压上升,呼吸平稳,发绀有改善。

3.保证面罩与患者的面部贴合良好。

4.患者端的气体流量的情况可参考外包装后面的曲线图。

5.虽然有可能引起患者的口鼻不适,但仍不建议使用湿化瓶(考虑文丘里装置中侧孔可以卷入更大量的含有水蒸气的空气,以及防止使用湿化瓶后可能引起的氧泄漏)。

6.为防止耳朵处的压力性损伤,可将面罩上的松紧带绕过患者的颈部并被置于耳下部位。

二、氧袋型氧气面罩吸氧

(一)操作目的

目的是改善和纠正低氧血症,防止组织缺氧,减少与缺氧代偿有关的心肺做功。

(二)适用范围

其适用于鼻导管吸氧及文丘里氧气面罩吸氧仍未改善低氧血症的且呼吸较平稳的患者,一般需要氧浓度大于60%以上。

(三)用物准备

氧袋型氧气面罩吸氧的用物准备见表2.2.2。

表2.2.2　氧袋型氧气面罩吸氧的用物准备

用物名称	数量	用物名称	数量
吸氧记录卡	1	氧气表	1
氧气面罩(型号:氧袋面罩。包装袋内含氧气连接管、已安装好氧袋的含有单向活瓣的面罩)	1	"圣诞树"(氧气接头)	1

(四)操作步骤

【操作前准备】

1.操作者准备:规范洗手、戴口罩。

2.评估患者的病情及合作程度,评估环境是否安全。

3.查对医嘱,用物准备及质量检查。

【操作过程】

1.携用物至床旁,核对患者身份。

2.向患者或其家属解释用氧目的。

3.将患者置于舒适的体位。

4.关氧气表的开关,将氧气表插入壁式吸氧孔,安装"圣诞树"。

5.将氧气连接管连接"圣诞树"和储氧氧气面罩,调节氧流量至少10L/min以上,使氧袋充气至少2/3以上。

6.将面罩扣住患者的口鼻部,将松紧带绕过患者的头部,搁置在耳朵上方。调整面部两侧的松紧带。调节面罩上端的铝夹,使面罩与面部密合,以免氧气进入眼睛。

7.记录用氧开始时间和氧流量并签名。

【操作后处理】

1.安置患者,嘱咐患者用氧的注意事项。

2.规范洗手。

3.观察。

(1)缺氧状况有无改善,氧气装置是否漏气、是否通畅、流量是否正确。

(2)观察3个白色的单向活瓣运动是否良好,吸气时面罩两侧的活瓣应关闭,氧袋端的活瓣应开放;呼气时要保证面罩两侧的活瓣是开放的。

(3)氧袋的充盈度维持在2/3以上。

4.评估。

(1)患者的氧合有改善后是否可以撤除活瓣或更改其他的氧疗装置。

(2)患者的氧合如果仍未能有改善,建议建立人工气道进行辅助通气。

5.随时向医生汇报患者的评估结果,以便于采取进一步的治疗。

(五)注意事项

1.使用3个单向活瓣,使得氧袋面罩成为非重复吸入的储氧装置。当氧流量在10L/min以上时,氧浓度可达80%以上;当流量降低时,氧浓度可逐步降低;当3个单向活瓣都去掉时,变成了重复吸入的储氧装置,氧流量在10L/min以上时,此装置的最高氧浓度为60%左右,当流量降低时,氧浓度可逐步降低。

2.当变成重复吸入的储氧装置时,患者发生二氧化碳潴留的可能性增大。

3.任何时候,氧袋都必须保持较充盈的状态,如果吸气时氧袋塌陷超过一半,需增加吸入氧的流量,直至观察到吸气时面罩两侧活瓣有少量放气。

4.保持管道通畅,观察患者的吸氧效果。

5.防止氧袋打折,随时保持氧袋自由膨胀。

6.确保面罩与面部贴合良好,单向活瓣工作正常。

7.不应使用湿化瓶,氧袋型氧气面罩不会导致气道黏膜干燥。

三、AIRVO™2呼吸湿化治疗仪高流量吸氧

(一)操作目的

目的是对患者进行氧疗的同时进行气道湿化。

(二)适用范围

1.建立人工气道而无须进行机械通气的患者。

2.无创机械通气不耐受及面罩吸氧疗效不佳的患者。

3.辅助序贯撤机治疗等。

(三)用物准备

AIRVO™2呼吸湿化治疗仪高流量吸氧的用物准备见表2.2.3。

表2.2.3 AIRVO™2呼吸湿化治疗仪高流量吸氧的用物准备

用物名称	数量	用物名称	数量
鼻导管(OPT842)或气管切开罩(OPT870)	1	AIRVO™2呼吸湿化治疗仪(简称治疗仪)	1
"圣诞树"(氧气接头)	1	加热呼吸管(900PT501)	1
灭菌注射用水	1	氧气表	1
氧气连接管	1		

(四)操作步骤

【操作前准备】

1.操作者准备:规范洗手,戴口罩。

2.评估患者的病情及合作程度,评估环境是否安全。

3.查对医嘱,用物准备及质量检查。

4.将加热呼吸管的包装拆开,将水罐安装在AIRVO™2呼吸湿化治疗仪上。

5.将水罐上的连接管连接灭菌注射用水。

6.向上拉起加热呼吸管路一端的蓝色塑料卡套,将连接头与治疗仪接口连接。将卡套向下推,锁住接头。

7.按是否建立人工气道,将加热呼吸管路的另一端与相应选择的鼻导管或气管切开罩相连接。

8.将氧气连接管一端连接在氧气表上,另一端连接在治疗仪侧端上。

【操作过程】

1.携用物至床旁,核对患者的身份。

2.向患者或其家属解释使用该仪器的目的。

3.将患者安置于舒适的体位。

4.连接电源,连接氧源。

5.按住电源键3s开机。

6.治疗仪开始预热,屏幕会显示当前的温度、氧流量和氧浓度的数值。

7.打开氧流量和灭菌注射用水的开关(氧流量的大小取决于所设定的氧浓度)。

8.设定目标值:按模式按钮,查看目标设置(这些设置在默认的情况下处于锁定状态)。同时,按住向上按钮和向下按钮3s以解锁设置。解锁以后可以设定目标温度,按向上按钮可将目标温度调高,按向下按钮可将目标温度调低。根据同样的方法,可以设定目标氧流量和氧浓度。

9.等到屏幕上显示"√"后,将仪器与患者连接。

【操作后处理】

1.安置患者,嘱咐患者用氧的注意事项。

2.观察患者的氧疗和湿化情况。

3.洗手,记录。

(五)注意事项

1.此装置为一次性使用管路,在无污染的情况下,可持续给同一患者使用。若遇痰液等污染,需更换患者端的装置。

2.对于此装置,基本上无须倾倒冷凝水。

3.水罐有自动控制水位的功能,无须关注水位是否不足或过度充盈,只需关注灭菌水是否充足。

4.搬运治疗仪前,请将水罐中的水清空。

5.取下管路时必须把蓝色塑料卡套拉起。

6.开机时,先开机,再连接氧气。关机时,先关氧气,待氧浓度显示为21%后再关机。

7.氧浓度选择范围:21%～100%。氧流量选择范围:10～60L/min。

四、气管切开伤口的护理

(一)操作目的

1.观察患者气管切开伤口的情况。

2.防止痰液、血块阻塞气管,引起呼吸不畅。

3.保持气管切开处清洁干燥,预防感染。

(二)适用范围

其适用于带有一次性气管套管的气管切开患者。

(三)用物准备

气管切开伤口护理的用物准备见表2.2.4。

表2.2.4　气管切开伤口护理的用物准备

用物名称	数量	用物名称	数量
换药盘	2	检查用的手套	1
生理盐水棉球	6	镊子	4
碘伏棉球	6	无菌手套	1
无菌敷料(剪口纱布)	1	气管切开固定系带(按需)	1

(四)操作步骤

【操作前准备】

1.操作者准备:规范洗手、戴口罩。

2.用物准备及质量检查。

3.评估:患者的意识、病情、合作程度、呼吸形态、痰液情况、气管切开伤口的敷料情况。

【操作过程】

1.核对医嘱及患者的身份。

2.与患者沟通,解释更换气管切开敷料的目的及配合方法,取得患者的配合。

3.协助患者取合适的体位,戴检查用的手套;检查气管套管固定系带是否固定妥善、气囊是否充盈,必要时吸痰。

4.撤去旧敷料。

5.洗手,戴无菌手套。

6.观察切口有无渗血、渗液,周围有无红肿。

7.用生理盐水棉球轻轻擦拭皮肤、切口分泌物或痰液,以切口为中心,遵循由内向外的原则,消毒切口上、下各2遍(直径范围不小于10cm×15cm),用碘伏棉球按上述方法消毒伤口及周围皮肤。

8.一手持镊取无菌敷料置于消毒过的皮肤上,将一侧敷料送至气管翼的下方,另一手持另一镊从气管翼上方钳住后轻轻拉出,对侧同理,两边重叠。

9.观察气管切开固定系带的清洁度,检查松紧度(可放入两横指)。

10.再次检查气管套管固定是否妥善。

11.观察患者的面色、血氧饱和度的情况。

【操作后处理】

1.帮助患者取舒适的体位,整理床单位,清理用物。

2.洗手。

3.健康教育。

(五)注意事项

1.严格执行无菌操作,预防感染。

2.观察污染纱布及伤口分泌物的颜色、性质;若有异常,应及时送检,做分泌物培养及药敏试验。

3.取合适的体位,充分暴露颈部伤口,使颈部舒展。

4.操作中应密切观察患者的反应及生命体征,保持呼吸道通畅,动作轻柔。

5.每天换药1~2次,保持伤口敷料及固定系带清洁、干燥,如有污染,及时更换。

6.气管切开术后的1~2天内,床边备好气管切开包,如出现气管套管脱出,要立即报告医生,不得擅自将导管送入。

五、气囊测压表的使用 ────────────

(一)操作目的

目的是监测气囊压力,防止气囊压力过高而造成患者的气道黏膜损伤;气囊压力过低,会造成有效通气量减少、脱管或者吸入性肺炎。

(二)适用范围

其适用于气管插管、气管切开及双腔支气管插管等的高容量低压气囊的充气、放气及压力监测。

(三)用物准备

气囊测压的用物准备见表2.2.5。

表2.2.5　气囊测压的用物准备

用物名称	数量	用物名称	数量
三通测压管	1	检查用的手套	1
气囊测压表	1		

(四)操作步骤

【操作前准备】

1.操作者准备:规范洗手。

2.用物准备及设备检测:用手指堵住测压口或者接一次性测压管连接三通测压管,将三通测压管打至关闭状态,挤捏球囊使压力值为120cmH$_2$O,保持2～3s,压力值不降,说明气囊测压表的性能完好。

【操作过程】

1.核对患者的身份。

2.向清醒的患者解释气囊压力测定的目的及意义。

3.连接指示气囊,挤捏充气球茎使压力值调整至20～30cmH$_2$O的范围(即压力表的绿色区域),将三通测压管接气囊端关闭,取下气囊压力表。

【操作后处理】

1.整理床单位。

2.洗手,记录。

(五)注意事项

1.每隔4h监测气囊压力,切忌在患者咳嗽时测量。

2.避免过多、过快地抽出和充入气囊气体。

3.患者出现烦躁不安、心率加快、血氧饱和度下降,呼吸机出现低压或低潮气量报警时,应重新检查气囊压力。

4.呼吸机低压报警时,在气管插管处可听到漏气声或者用注射器从气囊内无限抽出气体时,可能发生气囊破裂,应立即通知值班医生进行处理。

5.放气前,先吸净气道内及气囊上的滞留物。

6.在监测过程中嘱患者平静呼吸,勿咳嗽。

六、口咽通气管的使用

(一)操作目的

1.解除鼻咽部呼吸道梗阻,防止舌后坠,保持呼吸道通畅。

2.进行口咽部吸引,清除呼吸道分泌物,改善肺通气。

3.促进呼吸功能,预防肺不张、坠积性肺炎等肺部感染。

4.癫痫发作或抽搐时保护舌、齿免受伤害。

(二)适用范围

1.缺乏咳嗽或咽反射的昏迷患者、有自主呼吸而舌后坠致呼吸道梗阻的昏迷患者、气道分泌物增多时需要行吸引的昏迷患者。

2.癫痫发作或抽搐时保护舌、齿免受损伤的昏迷患者。

3.同时有气管插管时,有取代牙垫的作用。

4.手法开放气道无效者。

(三)用物准备

口咽通气的用物准备见表2.2.6。

表2.2.6　口咽通气的用物准备

用物名称	数量	用物名称	数量
口咽通气管(根据患者选择合适的型号)	1	张口器	1
压舌板	1	无菌手套	1

(四)操作步骤

【操作前准备】

1.了解患者的病情与治疗情况,向患者或其家属解释操作目的及注意事项。

2.用物准备及质量检查。

【操作过程】

1.携用物至病床旁,核对患者。

2.帮助患者取合适的体位:将昏迷的患者放平床头,取平卧位,头后仰,使上呼吸道口、咽、喉三轴线尽量重叠。

3.清除口腔及咽部的分泌物,保持呼吸道通畅。

4.戴手套。选择合适的口咽通气管,长度为门齿至耳垂。

5.置入口咽通气管。

(1)直接放置法:直接放置时,可使用压舌板协助,压舌板从臼齿处置入(对牙关紧闭者使用张口器),将口咽通气管的咽弯曲部分沿舌面顺势送至上咽部,将舌根与口咽后壁分开。

(2)反向插入法:反向插入时,口咽通气管从臼齿处插入,咽弯曲部分向腭部插入口腔(牙关紧闭者使用张口器),当其内口接近咽后壁时(即已通过悬雍垂),将其旋转

180°,当患者吸气时顺势向下推送,在弯曲部分的下面压住舌根,在弯曲部分的上面抵住口咽后壁。

【操作后处理】

1.检查人工气道是否通畅:将手掌放于口咽通气管外口,感觉有无气流,或将少许棉絮放于外口,观察是否随患者呼吸而运动。

2.检查口腔,固定口咽通气管。

3.帮助患者取舒适的体位,整理床单位

4.洗手,记录放置的时间。吸痰后,记录痰液的性质、量、颜色。

(五)注意事项

1.操作前去掉患者的义齿,了解患者的生命体征。

2.保持管道通畅,及时清理呼吸道分泌物,防止误吸和窒息。注意密切观察有无导管脱出而致气道阻塞的现象。

3.监测生命体征,严密观察病情变化,及时记录。备好各种抢救物品和器械,必要时配合医生行气管内插管术。

4.加强呼吸道的湿化,在口咽通气管外口可盖一层生理盐水纱布,既可以湿化气道,又防止吸入灰尘异物。

5.需将口咽通气管持续放置时,每隔2~3h需更换位置。做好口腔护理及口咽通气管的清洗,防止口腔黏膜溃疡及痰痂堵塞口咽通气管。

6.口咽通气管不得用于意识清醒或浅麻醉的患者(短时间的应用除外)。

7.喉头水肿、气管内异物、哮喘、咽反射亢进或出现中枢性呼吸衰竭等均应视为口咽通气管的禁忌证。

七、人工鼻的使用

(一)操作目的

患者呼气时,随温度下降,呼出的水分被截留在人工鼻中;吸气时,温度逐渐上升,人工鼻的水分补充到吸入的气体中以湿化气道黏膜,稀释痰液,保持黏膜纤毛的正常运动。

(二)适用范围

其适用于建立经口、经鼻或气管切开等人工气道的患者需要进行气道湿化时。

(三)用物准备

使用人工鼻的用物准备见表2.2.7。

表2.2.7　使用人工鼻的用物准备

用物名称	数量	用物名称	数量
人工鼻	1	氧气管	1

(四)操作步骤

【操作前准备】

1.了解患者的病情与治疗情况,向患者或其家属解释操作目的及注意事项。

2.用物准备及质量检查。

【操作过程】

1.评估患者的呼吸方式,气道内痰液的量、颜色、性状,两肺的呼吸音,患者的出入量及体温。

2.有自主呼吸的气管切开患者:将人工鼻的保护帽旋开,将保护帽连接到另一侧接头上;氧气管连接在人工鼻揭去保护帽的接头上,按医嘱调节氧流量,将人工鼻的患者端口接头连接在气管切开套管上。

3.气管插管的患者:需要呼吸机辅助呼吸时,将人工鼻的气体采样口连接在呼吸机Y型管上,将患者端口接头连接在气管插管上。

【操作后处理】

1.协助患者取舒适的体位。

2.整理床单位及用物。

3.洗手。

4.嘱患者及其家属勿将人工鼻取下。若痰量增多或分泌物污染人工鼻时,及时通知护士。

5.观察要点:呼吸形态、呼吸频率、血气分析结果、两肺的呼吸音,以及气道内痰液的量、颜色、性状及黏稠度。

6.记录。

(五)注意事项

1.人工鼻不适用于痰量较多的患者。

2.最好每24h更换人工鼻,最长不超过72h。

3.严格执行无菌操作,被痰液污染或阻塞时及时更换。

4.人工鼻是一次性物品,不能重复使用。

5.使用人工鼻时不能同时进行主动湿化器加温、加湿。

八、胸部叩击技术 ——————————————

(一)操作目的

通过叩击胸背部,借助用手叩击所产生的振动和重力作用,使附着在气管、支气管、肺内的分泌物松动,并移行到中心支气管,最后通过咳嗽排出体外。

(二)适用范围

1.长期卧床、排痰无力者。

2.术后预防呼吸道并发症。

(三)用物准备

胸部叩击的用物准备见表2.2.8。

表2.2.8　胸部叩击的用物准备

用物名称	数量	用物名称	数量
听诊器	1	单层衣服或单层薄布(不宜过厚)	1
枕头	1		

(四)操作步骤

【操作前准备】

1.操作者准备:规范洗手,戴手套、口罩。

2.评估患者的意识、病情、年龄、活动能力及合作程度;听诊患者的肺部有无异常的呼吸音及干、湿啰音,明确痰液滞留的部位。

3.环境安静、整洁,室温适宜,必要时用屏风遮挡以保护患者的隐私。

【操作过程】

1.核对患者的身份,向患者及其家属解释胸部叩击的过程和目的,取得患者的配合,减轻患者的紧张焦虑感。

2.患者取侧卧位,不能平卧者可取坐位,双手依靠于枕头上。

3.将单层衣服或单层薄布覆盖于患者的胸背部。

4.操作者站在患者的后方或侧后方,将手固定成背隆掌空的状态,即手背隆起、手掌中空、手指弯曲、拇指紧靠示指。

5.利用腕关节的摆动,用手腕的力量从肺底有节奏地自下而上、由外向内、力量均匀地叩击胸背部。对每一肺叶,叩击1～3min,频率80～100次/min。叩击时发出一种空而深的拍击音,则表示叩击手法正确。

6.边叩击,边鼓励患者咳嗽。

7.观察患者的呼吸、咳嗽及咳痰等反应,观察痰液的颜色、量和性状。

【操作后处理】

1.嘱患者休息并协助进行口腔护理,去除痰液的气味。

2.询问患者的感受,观察痰液的情况,复查生命体征,听诊肺部呼吸音及啰音的变化。

3.安置患者,整理床单位。

4.洗手,记录。

(五)注意事项

1.叩击力量适中,以不引起患者疼痛为度。避免在骨突部位(脊椎、肩胛骨、胸骨)、心脏、乳房和衣物拉链、纽扣等处叩击。

2.每次以10～15min为宜,叩击应在餐前30min或餐后2h进行,避免治疗中引起呕吐。

3.对未经引流的气胸、胸骨骨折、有病理性骨折史、咯血、低血压及肺水肿等患者,禁用胸部叩击技术。

4.胸部叩击技术配合雾化吸入的治疗效果更佳。

九、体位引流技术

(一)操作目的

利用重力使受累的支气管的内分泌物流向气管,通过有效咳嗽排出体外。

(二)适用范围

1.胸部手术或身体麻痹和虚弱不能有效咳出痰液者。

2.慢性支气管炎、肺脓肿等痰液多而黏稠不易咳出者等。

(三)用物准备

体位引流的用物准备见表2.2.9。

表2.2.9　体位引流的用物准备

用物名称	数量	用物名称	数量
枕头	若干	卫生纸	数张
听诊器	1	痰杯	1

(四)操作步骤

【操作前准备】

1.操作者准备:规范洗手,戴手套、口罩。

2.评估患者的意识、病情、年龄、活动能力及合作程度;判断需引流的部位(触诊、叩诊、听诊);明确胸片提示的炎性灶所在的肺叶或肺段。

3.环境安静、整洁,室温适宜,必要时用屏风遮挡以保护患者的隐私。

【操作过程】

1.核对患者的身份,向患者及其家属解释体位引流的过程、目的,取得配合,减轻患者的紧张焦虑感。

2.根据湿啰音集中的部位及胸片提示,协助患者取得有效引流的体位:引流体位取决于病变部位,使病变部位处于高位,引流支气管开口处于低位(坐位或者半坐卧位促进肺上叶引流;由一侧卧位转为仰卧位,再转为另一侧卧位,以有利于肺中叶引流;仰卧位有利于肺下叶引流;身体倾斜度为10°~45°)。

3.每种体位维持5~10min,如需进行多个部位引流,总时间不超过45min。引流频率根据患者的病情而定,一般情况下每天上下午各引流1次,痰液量较多者可酌情增加次数。

4.引流过程中结合胸部叩击技术,同时指导患者间歇深呼吸并有效咳嗽。有效咳嗽的方法:先行5~6次深呼吸,最后1次深吸气后屏气,而后连续咳嗽数次,将痰液咳出。

5.协助患者用痰杯接引流出的痰液。

6.观察患者的生命体征、咳嗽及咳痰等反应,观察痰液的颜色、量和性状。

7.终止体位引流的指征:①胸片纹理清楚;②患者的体温正常,并维持24~48h;③肺部听诊呼吸音正常或基本正常。

【操作后处理】

1.嘱患者休息并协助进行口腔护理,去除痰液的气味。

2.询问患者的感受,观察痰液的情况,复查生命体征,听诊肺部啰音的变化。

3.安置患者,整理床单位。

4.洗手,记录。

(五)注意事项

1.引流时间:安排在清晨醒后、饭后1~2h或饭前1h进行引流较合适;对于采用头低位引流方式的引流时间不宜在饭后立即进行引流,防止胃食管反流、恶心、呕吐。

2.引流时指导患者放松身心,消除紧张的情绪,避免屏气、过度换气、阵发性咳嗽。

3.引流5~10min未咳出痰液,告知患者未咳出痰液时,操作未必无效,痰液松动后可能需要30~60min排出。每日坚持锻炼,有利于排痰。

4.引流过程中观察患者有无咯血、发绀、头晕、出汗、疲劳等情况,如有上述症状,应随时终止体位引流。引流结束后缓慢恢复体位,防止因体位变化而出现不适。

5.脊椎和胸廓骨折、近期大咯血、骨质疏松、急性心肌梗死、心功能不全、肺水肿、肺栓塞、胸膜渗出、出血性疾病、胸部外伤、颅内高压的患者禁用体位引流技术。

6.体位引流常用的体位。

(1)上叶肺尖段支气管:取直立坐位。

(2)上叶后面支气管:①右面:左侧卧位,与床面水平呈45°,背部和头部各垫1个枕头;②左面:右侧卧位,与床面水平呈45°,用3个枕头将肩部抬高约30cm。

(3)上叶前面支气管:取屈膝仰卧位。

(4)左肺舌叶:取仰卧位,将身体向右侧稍倾斜,在左侧从肩部到髋部垫1个枕头支持,胸部朝下与地面呈15°。

(5)右肺中叶:取仰卧位,将身体向左侧稍倾斜,在右侧从肩部到髋部垫1个枕头支持,胸部朝下与地面呈15°。

(6)下叶尖段支气管:取俯卧位,在腹下垫1个枕头。

(7)下叶内侧基底支气管:取右侧卧位,胸部朝下与地面呈20°。

(8)下叶前面基底支气管:取屈膝仰卧位,胸部朝下与地面呈20°。

(9)下叶外侧基底支气管:取向对侧侧卧位,胸部朝下与地面呈20°。

(10)下叶后面基底支气管:取俯卧位,左腹部下垫1个枕头,胸部朝下与地面呈20°。

第3节 循环系统常用的护理技术操作规范

一、连续心排血量监护仪的操作

(一)操作目的

目的是监测患者血流动力学的状态,为临床诊断与治疗提供依据。

(二)适用范围

其适用于需要监测心功能和血流动力学状态的患者。

(三)用物准备

连续心排血量监护仪操作的用物准备见表2.3.1。

表2.3.1 连续心排血量监护仪操作的用物准备

用物名称	数量	用物名称	数量
Vigileo 监护仪及配套导联线	1	加压输液袋	1
MHD8 心排血量和压力监测传感器	1	生理盐水 250mL	1
床旁监护仪及配套导联线(选配)	1	检查用的手套	1

(四)操作步骤

【操作前准备】

1.操作者准备:规范洗手,戴手套、口罩。

2.用物准备及质量检查。

3.向患者解释进行心排血量监测的目的和意义,取得患者的配合,减轻患者的紧张焦虑感。

【操作过程】

1.连接心排血量和压力监测传感器(以下简称传感器)。

(1)打开传感器包装,检查部件的完整性。

(2)取出传感器,旋紧各个三通接口。

(3)将传感器与生理盐水相连接。

(4)在白色FloTrac传感器上牵拉蓝色快速冲洗装置,使其在非加压的状态下排气,直到管路末端的气泡被排除。

(5)将1袋250mL生理盐水放入加压输液袋内,加压至300mmHg(绿色线),再次快速排气以确保所有的小气泡被排出。

(6)将传感器绿色端口连接到绿色导连线,将导连线的另一端连接到Vigileo监护仪上标明FloTrac的相应插口。

(7)将传感器红色端口连接到床旁监护仪压力传感器的连接线处,再连到床旁监护仪以监测有创动脉血压。

（8）将传感器管路与患者动脉留置管路相连接，并确保管路通畅。

（9）调整FloTrac所在的高度到腋中线水平。如需调零时，将传感器与大气相通，在床旁监护仪上操作。

2.Vigileo监护仪的操作流程。

（1）连接交流电源。

（2）开启Vigileo监护仪。

（3）监护仪进入开机自检，若未检测到故障，监护仪将显示患者信息的输入界面。旋转导航旋钮，输入具体的信息（必须先输入患者的信息，才可监测心排血量）。

（4）旋转导航旋钮至显示"CO"图文框，然后按下旋钮。

（5）此时屏幕将显示"CO菜单"，旋转导航旋钮到"动脉压调零"。

（6）将传感器与大气相通。

（7）压力值稳定后，按下旋钮，按下"调零"，然后将传感器旋转活塞关闭。

（8）选择"退出"回到主屏幕，CO值会在40s左右后出现，以后每20s更新1次读数。

【操作后处理】

1.安置患者，整理床单位。

2.垃圾分类处理。

3.脱手套，洗手。

4.观察并记录数据。

（五）注意事项

1.禁忌证：体重在18kg以下、严重的心律失常、使用主动脉内球囊反搏及主动脉瓣关闭不全的患者。

2.每搏量变异度（stroke volume variation，SVV）监测只可应用于控制性机械通气的患者。

3.避免电缆接口与任何液体的接触。

4.电缆线应避免过度缠绕和打结，以免损坏电缆内部的芯线，影响信号传输。

5.确保加压输液袋的压力为300mmHg，流速为2~4mL/h，并定时牵拉传感器上蓝色快速冲洗装置来冲洗管道，确保管路通畅。

6.将患者的信息（性别、年龄、身高、体重）必须输入Vigileo，以保证CO值的准确。

7.确保动脉管路通畅、传感器置于患者腋中线的位置。

（六）监护参数的正常范围（表2.3.2）

表2.3.2　监护参数的正常范围

标签	参数	正常范围
CO	心排血量	4.8~8.0L/min
ScvO$_2$	中心静脉血氧饱和度	60%~80%

续表

标签	参数	正常范围
SVO$_2$	混合静脉血氧饱和度	60% ~ 80%
CI	心指数	2.5 ~ 4.0L/(min·m^2)
SV	每搏量	60 ~ 100mL
SVI	每搏指数	33 ~ 47mL/m^2
SVV	每搏量变异度	< 13%
SVR	全身血管阻力	800 ~ 1200(dyn·s)/cm^5
SVRI	全身血管阻力指数	1970 ~ 2390(dyn·s·m^2)/cm^5

二、临时起搏器安置后的护理

(一)操作目的

通过观察心电图波形及临时起搏器(体外脉冲发生器)在工作中的功能状态,及时处理异常的情况,从而保证临时起搏器的正常使用。

(二)适用范围

1.一般心脏起搏。

(1)症状性Ⅱ或Ⅲ度房室传导阻滞:如急性心肌缺血、急性心肌炎等;

(2)治疗性起搏:心脏手术后、心脏外伤或外科术后引起的Ⅲ度房室传导阻滞等;

(3)置入永久起搏器前,反复发作的阿-斯综合征患者的过渡性治疗。

2.急性心肌梗死患者临时的心脏起搏。

3.预防性或保护性起搏,如冠脉造影及心脏血管介入性导管治疗前。

4.诊断及研究性起搏,如快速性心房起搏诊断缺血性心脏病、窦房结功能的测定等。

(三)用物准备

临时起搏器安置后护理的用物准备见表2.3.3。

表2.3.3 临时起搏器安置后护理的用物准备

用物名称	数量	用物名称	数量
双腔临时起搏器或单腔临时起搏器	1	干电池	1
电极线	1		

(四)操作步骤

【操作前准备】

1.操作者准备:规范洗手,戴口罩。

2.物品准备。

【操作过程】

1.向患者或其家属解释操作目的。

2.观察穿刺部位、动脉鞘、导管和患者的体位。

(1)观察穿刺处有无渗血、血肿、皮肤红肿和渗液等情况。每天更换敷料,或卷边、脱落时更换。

(2)观察动脉鞘固定是否妥善,周围有无渗血、渗液。动脉鞘通血管端尽可能避免输液,防止感染。

(3)妥善固定管道,每隔4h检查导管插入的深度,防止移位或脱落,观察导管有无破损、断裂。

(4)穿刺入口处的起搏导管尽可能保持固定不动;经股静脉放置导管者需要进行肢体固定,注意预防下肢静脉血栓形成。

3.观察心电图波形的变化。

(1)起搏心电图。以心室起搏为例,将起搏器电极置于右心室,当自身心率低于起搏器的设定频率时,起搏器按规定的频率发放脉冲起搏心室。心电图表现为心室起搏信号后紧随一宽大畸形QRS波。如果有自身心搏,起搏器能感知自身的QRS波,抑制起搏器发放脉冲,并重整脉冲发放的周期,避免发生心室竞争心率。当自身心率高于起搏器的预定频率时,起搏器脉冲发放功能完全被抑制,完全是自身心律,心电图上见不到起搏信号。

(2)异常心电图。

1)起搏器感知不良:起搏器不能感知到心脏自身的P波或R波。常见的原因为心脏信号小或者感知灵敏度低。处理:提高灵敏度,将灵敏度数值调低。

2)起搏器感知过度:起搏器系统感知到P波或者R波之外的信号。常见的原因为肌电信号、电磁干扰、感知灵敏度高。处理:降低灵敏度,将灵敏度数值调高。

3)无起搏器脉冲:表现为心率小于起搏器的设置频率时,无起搏器心律出现。常见的原因为电极移位或脱落、电极导管破损、断裂或打折、起搏器电池耗竭。处理:更换电极、导管或电池。

4)有起搏脉冲,无心室夺获:表现为所发出的起搏器刺激未能产生除极及心脏收缩。常见的原因为电极移位、输出能量低于刺激阈值、心脏穿孔。处理:重新放置电极、加大输出电流。

4.观察体外脉冲发生器的运作。

(1)体外脉冲发生器一般被固定在床上或患者的身上,防止滑脱或牵拉导管脱位,每班应检查接头连接处,确保起搏安全。

(2)观察起搏、感知发光二极管运作时闪灯是否正常。

(3)观察起搏器上的数值是否在正常的范围。

(4)观察起搏器电池是否耗尽。

5.观察有无并发症的发生。

(1)导管移位是临时起搏器最常见的并发症,其余的并发症包括心肌穿孔、导管断裂、感染等。

(2)常见的穿刺并发症有皮下血肿、气胸、血胸、气体栓塞。

(五)注意事项

1.临时起搏器电极的插头应避免接触任何金属或液体。

2.认真检查电极插头是否固定在插孔内,极性是否正确。

3.严密观察血钾浓度的变化,维持在3.5~4.5mmol/L,维持内环境稳定,以免血钾过低而引起室颤,血钾过高而引起心脏骤停。

4.常规准备好除颤仪、抢救药品和设备,以备临时起搏器失灵时抢救。

5.妥善固定起搏器的电极以免移位,将起搏导线固定稳妥以防移位。做好床头交接班。仔细检查穿刺部位的情况,检查导管有无曲折现象,以防导管移位脱出。

6.放置临时起搏器期间,应尽量避免使用抗凝药物。

7.起搏器的使用操作中,参数一般由医生设定,护士的主要任务是观察护理并及时与医生沟通。

8.更换起搏器的电池:起搏器出现低电压提示,表示电池的寿命不足24h,应立即找医生汇报,予以更换电池。

(1)有医生在场,备好抢救用的药物及设备。

(2)时机选择:患者自主心律较快时。

(3)起搏依赖:先将起搏心律逐渐减慢,观察自主心律能否出现,再迅速更换。

(4)电池为标准9V碱性电池,更换电池期间,临时起搏器的功能可维持15s。

三、主动脉内球囊反搏泵的操作

(一)操作目的

目的是提高冠脉灌注,减少心肌耗氧量,减少左心后负荷。

(二)适用范围

其适用于心源性休克、急性心肌梗死、心脏移植、急性心力衰竭等。

(三)用物准备

主动脉内球囊反搏泵操作的用物准备见表2.3.4。

表2.3.4　主动脉内球囊反搏泵操作的用物准备

用物名称	数量	用物名称	数量
ACAT™1主动脉内球囊反搏泵	1	加压袋	1
导联线及电极片	1	肝素盐水	1
换能器套件	1	氦气瓶	1
主动脉球囊反搏穿刺套件	1		

(四)操作步骤

【操作前准备】

1.操作者准备:规范洗手,戴口罩。

2.用物准备及质量检查。

3.评估患者双下肢皮肤的颜色、温度、动脉搏动、基础感觉和运动能力,以备对照。

【操作过程】

1.连接仪器及导线。

(1)连接电源,打开主电源开关和IABP泵的电源开关。

(2)打开氦气瓶,检查氦气压力,逆时针旋转打开氦气瓶,氦气压力至少200psi[①]以上。

(3)连接ECG导线。有心电监护的患者直接用导联线将机器与心电监护仪连接(连接好后患者有双路心电图监测),选择波形清晰、有最高R波的导联。

(4)打开换能器的包装,连接肝素盐水,外加加压袋,加压至300mmHg,排尽空气。连接压力传感器,将传感器调零备用。

2. IABP置管操作。

(1)向患者解释置管目的及配合事项,并签署置管知情同意书。

(2)携带用物至患者床边。

(3)核对患者的身份。

(4)协助医生置管:穿刺时护士做好床边护理,避免患者屈膝、屈髋,以免球囊管反折;当导管处于正确的位置时,从中心管腔抽取并丢弃血3mL,然后立即使用装有冲洗液的注射器手动冲洗中心管腔。

(5)放置后需拍片确认导管的位置。

(6)连接IABP泵:将压力监测装置与IABP导管的中心管腔连接,选择动脉压力波形。

(7)连接氦气充气延长管。

(8)由医生选择合适的触发模式。

1)确定辅助比例,选择合适的球囊容量。

2)按"PUMP STANDBY"。

3)按"PUMP ON",IABP泵开始工作。

4)使用"充气INFLATE/放气DEFLATE"来调整充放气点,使球囊辅助达到最佳的效果。

【IABP泵撤离的指征】

1.心排血指数>2.0L/(min·m^2)。

2.动脉收缩压>90mmHg。

3.肺毛细血管楔压≤18mmHg,右心房压≤10mmHg。

4.心率<110次/min。

5.尿量>0.5mL(kg·h)。

6.无强心药支持或用量<5μg/(kg·min)。

---

① 1psi=6894.76Pa。

【拔管操作】

1.根据医嘱调整辅助比例或者球囊充气量,逐渐撤机。

2.按"PUMP STANDBY"键,再按停机键。

3.医生洗手,戴手套。

4.撕开敷料,剪断固定的缝线。

5.用50mL针筒将球囊内的气体抽空。

6.拔管。

7.局部压迫止血。

8.嘱咐患者注意事项。

9.关氦气,关电源。

10.将各导线清洁后妥善放置。

11.处理污物,整理用物。

12.洗手,记录。

(五)注意事项

1.绝对禁忌证为严重的主动脉瓣关闭不全、腹主动脉或主动脉瘤等。

2.使用肝素者,监测ACT值为170~220s。

3.观察尿量,尿少或无尿可能是由于球囊位置太低而影响肾动脉血供。

4.每天更换敷料并检查穿刺局部有无渗血、红肿和分泌物。

5.球囊导管的前后2个位置均须被固定,才能确保球囊在体内的位置不变。

6.注意观察导管后端的气腔,如球囊破裂,血液会被抽吸至气腔,应及时发现并通知医生尽早处理,停止反搏,拔出导管。

7.临时停止反搏,持续时间不应超过30min,以避免形成血栓。

8.关机后不要马上开机,应过几分钟后开机。

9.如果机器长时间没有使用(1个月为限),应每个月充电1次,每次充电18h。

四、体外膜肺氧合的护理

(一)操作目的

有效的呼吸循环支持,为心肺功能恢复或者器官移植赢得时间。

(二)适用范围

1.呼吸支持用于ARDS、急性重症肺炎、新生儿肺部疾病的治疗。

2.循环支持用于重症心肌炎、急性心梗导致的心源性休克、安装心室辅助装置或人工心脏,以及心脏移植前的过渡。

3.替代体外循环用于肺移植、供体脏器支持等。

(三)用物准备

体外膜肺氧合护理的用物准备见表2.3.5。

表2.3.5　体外膜肺氧合护理的用物准备

用物名称	数量	用物名称	数量
ECMO机器	1	灌注液:500mL生理盐水	3
管路套包	1	皮管钳(型号:18cm网纹齿)	6
空氧混合调节器	1	纯化水500mL	3
变温水箱	1	ECMO专用耦合剂	1

(四)操作步骤

【操作前准备】

1.操作者准备:规范洗手,戴口罩。

2.用物准备及质量检查。

3.由医生向患者家属解释ECMO支持的目的和意义,并签署知情同意书。

【操作过程】

1.变温水箱操作。

(1)将变温水箱上的盖子打开,加入适量的纯化水,使水箱水位线在上限和下限之间即可,关上水箱盖子。

(2)插入交流电源,打开水箱电源的开关,设置水箱温度为36.5℃。

(3)查看水箱,确保水流运转,待用。

2.管路连接操作。

(1)打开ECMO管路套包,检查包装是否完整。

(2)去除静脉回流管和离心泵头入口端的蓝色保护帽,将其连接并用力扣至最紧。

(3)使用套包内专用扎带加固离心泵头。

(4)取出氧合器和套包,将氧合器固定在支架上。

(5)将带有软管的消毒盒挂在合适的位置或放到控制台上。

(6)将事先准备的灌注液和随附的灌注袋悬挂在ECMO转运车的支架上。

(7)将动静脉桥两侧的三通接口分别连接灌注管,旋紧。

(8)将靠近离心泵侧的灌注管的一端与灌注液体相连接,夹闭。

(9)远离离心泵侧的灌注管的一端与灌注袋相连接,打开夹子,使其保持通畅。

(10)使用皮管钳将2根灌注管之间的通路夹闭。

(11)在膜肺进出口两侧分别加1根专用的延长管路。

(12)将氧气管一端连接到氧合器,另一端连接至空氧混合器上。

(13)将变温水箱与氧合器相连接。

3.管道预充操作。

(1)再次检查管道连接是否正确,取下氧合器上的黄色排气盖,便于排气。

(2)打开灌注液端管路,开始管道灌注,依靠重力引流,先灌注离心泵,待离心泵头灌注完成后涂抹ECMO专用耦合剂。

(3)把离心泵头正确地安装在离心泵上。

（4）连接交流电源,开机。

（5）待机器出现自检界面通过后按下"夹管"键。

（6）确保转速为0后按"调零"键3s,听到调零成功音后松开。

（7）把流速转到1500转以上,灌注膜肺,等灌注袋中的液体有200mL以上后,使用皮管钳夹闭离心泵和氧合器之间的管路,使灌注液和灌注管脱开,把灌注管连接至灌注袋上。

（8）打开离心泵和氧合器之间的通路,继续排气。

（9）排气完成后关闭三通接口,弃去灌注袋及灌注管,松开离心泵前后及动静脉桥上皮管钳,观察流量是否正确,检查管路各接口和膜肺有无渗漏,再次检查管路有无空气。

（10）确保一切正常后,使用皮管钳夹闭离心泵和氧合器之间的管路,装上氧合器上的黄色排气盖,移至床旁配合医生准备上机。

（11）ECMO运行后观察血流方向和流量读数,检查膜肺和接口有无渗漏,观察患者的动脉血压、中心静脉压、脉搏氧饱和度等。

【操作后处理】

1.安置患者,整理床单位。

2.垃圾分类处理。

3.脱手套,洗手。

4.观察并记录。

（五）注意事项

1.转速在1500转以上才能确保血液正向流动。

2.氧合器上的黄色排气盖不主张全程开放,防止膜肺与外界相通,减少感染的机会,避免渗漏血和血浆。黄色排气盖可以在排气时开放,运行时处于关闭状态。

3.注意氧合器安装的高度要低于患者的身高,最多与患者的心脏水平高度相同。

4.如长期使用,每天至少冲洗氧合器1次。

5.为防止破坏血液成分,水箱和血液的温差不得大于8℃,水箱温度不超过41℃。

6.建议体内使用肝素进行抗凝,ACT维持在150～200s。

7.避免ECMO管路接触含酒精、丙酮或者液态吸入麻醉剂等溶剂,上述溶剂可能会损坏产品并对管路有不良的影响。

8.禁忌证包括:严重的慢性肺部疾病、伴有重度预后不良性疾病(如终末期癌症)、免疫抑制性疾病、多器官功能衰竭、颅内出血＞Ⅱ级、肝功能衰竭(门脉高压、肝硬化)、肝素过敏。严重的主动脉瓣关闭不全为VA-ECMO的禁忌证,年龄＞70岁为相对禁忌证。

9.ECMO撤除的指征。

（1）经过一段时间的ECMO支持后,患者的心电图正常,动脉和混合静脉血氧饱和度恢复正常,血流动力学参数恢复正常,气道峰压下降,肺顺应性有改善,胸片表现好转、血气分析指标和水电解质指标正常,可考虑停止ECMO。

（2）如ECMO支持1周后出现不可逆的脑损伤或肺损伤、其他重要器官功能的衰竭或顽固性的出血，应终止ECMO。

10.动脉-静脉体外膜肺氧合（VA-ECMO）。

（1）对于VA-ECMO，当机械通气达到$FiO_2 < 50\%$、$PIP < 30cmH_2O$、$PEEP < 8cmH_2O$，并稳定一段时间后，逐渐将氧合器的吸入氧浓度降至21%，降低流量逐渐至$1L/min$。当血流量降至正常血流量的$10\% \sim 25\%$后，仍能维持血流动力学稳定，血气分析指标满意，可考虑停机。

（2）拔管前需要严格进行消毒，一般先拔出静脉插管，再拔出动脉插管，仔细修补血管，缝合皮肤伤口，并用无菌敷料包扎。

11.静脉-静脉体外膜肺氧合（VV-ECMO）。

（1）ECMO流量逐渐降低，降低氧合器的气体流量，VV-ECMO流量减少至$40 \sim 50mL/(kg \cdot min)$。调节通气参数到预计停ECMO后可接受的状态，低流量下血气分析指标较好，可以关闭膜肺气源，观察$1 \sim 2h$后查血气分析，如果血气分析指标可以接受，考虑撤机。

（2）拔管前需要严格消毒，一般先拔出静脉插管，再拔出动脉插管，一般无须修补血管，压迫止血，无菌敷料包扎即可。

（六）上机后的护理

1.管道管理。

（1）固定管道的位置，避免牵拉、移位、打折，确保机器正常运行。

（2）不可随意在管路接头上进行治疗，尽量保证整个管路呈密闭式循环。

（3）对插管部位每日消毒、更换敷料。

2.抗凝管理。

（1）ECMO运行时既要防止患者出血，又要防止管路凝血。开始运行时每隔2h监测ACT，待稳定后每隔$3 \sim 4h$监测ACT。

（2）每隔8h使用手电筒检查管路（特别是膜肺、离心泵）有无凝血、血栓现象的发生。

（3）观察患者的伤口、置管处、胸腔、气道、消化系统、颅内有无出血的现象，有异常的话及时向医生汇报。

3.镇静管理。

为减少疼痛、降低呼吸耗氧量及避免管路脱出，上机初期给予中度镇静，维持躁动镇静评估表（Richmond agitation-sedation scale，RASS）的分值在$-3 \sim -2$分。中后期应逐渐减少镇静剂的用量，恢复自主呼吸，增加患者活动。

4.心理护理。

（1）酌情告知患者目前的病情，同时安慰患者。

（2）指导患者采取正确的配合方式。

（3）插管操作时做好心理护理，减少其恐惧心理。

（4）告知患者身上各类导管的重要性及适当的活动方式。

5.感染预防。

（1）尽量安排单独的房间,专人护理。

（2）严格遵守各项无菌操作,做好手卫生。

（3）预防呼吸机相关性肺炎、尿路感染、导管相关性血流感染等并发症的发生。

（4）疑有敷料污染置管处,应随时更换。

（5）观察胃肠功能的恢复情况,预防菌群失调。

（6）加强基础护理,适度翻身,防止压力性损伤的发生。

五、心肺复苏机的操作

（一）操作目的

1.对心脏泵血功能及供氧给予支持。

2.使心脏按压与氧气输入同步,将心肺复苏技术标准化、连续化。

3.提高抢救的成功率。

（二）适用范围

除10岁以下或体重小于27kg及胸部畸形者以外的所有的心搏骤停患者均可使用。

（三）用物准备

心肺复苏的用物准备见表2.3.6。

表2.3.6　心肺复苏的用物准备

用物名称	数量	用物名称	数量
心肺复苏机	1	心电监护仪	1
气体动力源	1	呼吸机	1

（四）操作步骤

【操作前准备】

1.操作者准备,做好个人防护。

2.患者评估和环境评估。

（1）评估环境:安静,安全,空气流通,避免围观,适合抢救。

（2）判断患者的意识:大声呼叫患者,轻拍肩膀以确认其意识是否丧失,呼救以寻求帮助。

（3）观察患者的颈动脉搏动,同时观察患者的呼吸5~10s,将患者置于复苏的体位,首先立即徒手进行心肺复苏,连接心电监护。

【操作过程】

1.在患者的背部垫复苏机背板,在凹槽处平肩。

2.将氧源管连接到中心供氧或氧气筒,调整检查氧气输入压力在0.35MPa~0.45MPa(3.5~4.5kg/cm²),确认压力显示器上显示为绿色。

3.确认心肺复苏机控制面板的各开关处于关闭状态或在最小值的位置。

(1)将控制键1"SYSTEM CONTROL"(系统控制键)调至"STOP"。

(2)将控制键2"COMPRESSION DEPTH"(按压深度)调至最小。

(3)将控制键3"VENTILATION VOLUME"(潮气量)调至最小。

4.将心肺复苏机的机柱底板插入患者身下背板的侧孔内,打开臂锁并降低机臂,调整按压锤并将其置于两乳头连线中点的胸骨上,锁定手柄。

5.打开开关。

(1)将控制键1"SYSTEM CONTROL"打开至"RUN"。

(2)将控制键2"COMPRESSION DEPTH"按顺时针方向调节按压深度,目测活塞调节胸部按压深度至少为5cm。

(3)如无体外呼吸机的支持,启动心肺复苏机内呼吸机,将心肺复苏机专用管路连接至气管插管。①将控制键4"VENT MODE"的开关向上或在"ON"的位置;②将控制键3"VENTILATION VOLUME"顺时针旋转按钮以选择合适的潮气量。

(4)如有体外呼吸机支持,则将控制键4"VENT MODE"开关向下或在"OFF"的位置,即心肺复苏机没有通气,处于连续按压的状态。

6.当气道压超过55cmH$_2$O时,能听到警报声。使用者必须监测患者的气道情况,判断造成压力的原因,并采取相应的措施。

7.阶段性检查脉搏和(或)除颤,只需调节控制键1至"STOP",呼吸将继续。若需重新按压,只需控制键1调至"RUN"即可。按压锤位置改变时,需重新定位。

8.使用结束时,将控制键1调至"STOP",将按压深度和潮气量分别调至最小,收起氧源管及呼吸管组件,抬升机臂并锁紧,撤掉心肺复苏机。

【操作后处理】

1.安置患者。

2.用物处理:清洁机器的外表,消毒呼吸管、呼吸阀,保存于清洁干燥的地方备用。

3.洗手,记录。

(五)注意事项

1.当患者发生心搏呼吸骤停时,应立即徒手实施心肺复苏,不要因等待机器而延误抢救时机。

2.根据患者的体型、体重,顺时针方向缓慢调节压力,由低到高,避免因压力过高而造成肋骨损伤。

3.按压模式为持续胸外心脏按压,心脏按压频率至少为100次/min,机器连续使用期间,可继续进行心电监护及除颤等操作。

4.使用过程中应有专人床旁监护,密切监测生命体征,保证动脉血气分析等有效运转,观察按压是否有效,及时调整按压力度,确保按压效果,同时注意观察复苏是否有效。

5.停用心肺复苏机后,做好清洁、消毒和保养的工作,建立登记本,记录使用、消毒等情况,确保仪器的性能良好,随时处于紧急备用的状态。

(六)日常维护

1.使用中性洗涤剂擦拭主机各表面的污垢。

2.每次使用前后检查外观、管子及接头是否损坏,各配件是否齐全,各控制键旋转是否正常。

3.定期保养,并把使用、维护、保养的情况登记于维护记录中。

六、除颤仪的使用

(一)飞利浦除颤监护仪 M3535A 非同步除颤操作

1.操作目的

在极短的时间内给心脏通以强流电,使所有的心脏自律细胞在瞬间同时除极,消除异位心律。

2.适用范围

(1)心室颤动:心电图表现为QRS波消失,代之以大小不等、形态各异的颤动波,频率为200~400次/min。

(2)无脉搏室性心动过速:未扪及动脉搏动,连续3个或3个以上的室性期前收缩,P波通常消失,QRS波畸形,频率一般为100~250次/min。

(3)心室扑动:心电图QRS波群和T波难以辨认,代之以较为规则、振幅高大的波群,频率为150~250次/min。

3.用物准备

飞利浦除颤监护仪M3535A体外除颤的用物准备见表2.3.7。

表2.3.7　飞利浦除颤监护仪M3535A体外除颤的用物准备

用物名称	数量	用物名称	数量
飞利浦除颤监护仪 M3535A	1	抢救车(备有呼吸球囊、抢救药物等)	1
导电膏(或生理盐水纱布2块)	1		

4.操作步骤

【评估和观察要点】

(1)评估意识:判断患者是否突发意识丧失、抽搐、发绀,轻拍患者的肩膀,大声询问,同时呼叫寻求帮助。

(2)评估大动脉搏动是否消失、是否存在呼吸或呼吸不正常(如喘息),记录抢救时间,除颤仪到达之前应先行单人CPR。

(3)安置体位:放下床栏,去枕仰卧位。

【操作过程】

(1)确定心律:心电图示波为心室颤动、无脉搏室性心动过速、心室扑动。

(2)打开除颤仪,按"导联选择"键,选择"电极板"。

(3)确认为非同步方式:同步时,屏幕有"同步"字样闪烁。非同步时,屏幕上无显示。

（4）涂导电膏：在电极板上涂导电膏，置于患者身上涂匀（或用生理盐水纱布放在患者胸前的除颤部位）。若遇小儿除颤，可除去成人电极板，使用小儿电极板。

（5）选择合适的能量。①成人：150～200J；②儿童：首次为2J/kg，后续能量为4J/kg。

（6）充电：按充电按钮，除颤仪自动充电至显示屏显示所选的能量。

（7）放置电极板：右电极板（胸骨）放在患者右锁骨的下方，左电极板（心尖）放在与左乳头齐平的左胸下外侧部。

（8）清场：确定仍为需要除颤的心率，确认没有人接触床边及患者。

（9）放电：将电极板紧贴皮肤，电极板上的指示器显示绿色，双手同时按压放电按钮除颤。

（10）紧接着继续行心肺复苏5个循环。

（11）评估心律，按需决定是否再次除颤。

（12）规范洗手，记录，整理用物。

【除颤仪维护的相关内容】

（1）除颤仪运行"功能检验"。

1）选择连接黑色检测连接器，核实HeartStart MRx中插有充满电的电池。

2）将"治疗旋钮"调至150J。

3）按下"菜单选择"按钮，使用"定位"按钮，选择"其他"，然后按下"菜单选择"按钮。

4）选择"操作检查"，然后按下"菜单选择"按钮。

5）选择"启动操作检查"，然后按下"菜单选择"按钮。

6）按下"菜单选择"按钮，确认信息"离开正常操作模式"。

7）仔细阅读提示并做出回应。

（2）电极板检测。

1）先选择连接灰色治疗连接器。

2）将"治疗旋钮"调至150J。

3）按充电键，根据提示音，再同时按电极板上的放电键。

4）自动出现条图，即为通过检测。

5）在打印的条图上确认电击发出的能量在150J±23J之间，为检测通过。

（3）时间调整。

1）打开电源，进入主菜单选择"其他"。

2）选择"配置"，进入操作界面，并按提示步骤的要求进行操作。

3）进入"配置"界面。

4）按下"菜单选择"键。

5）进入调整时间"菜单"界面。

6）选择"日期和时间"，按提示调整好时间。

7）设置好时间后，按"退出设置"键即完成。

5.注意事项

（1）不应将导电膏涂在两电极板之间的胸壁上，以免除颤无效。

（2）胸部有植入性装置时，应该将电极板放在距该装置10cm外的位置；有医疗器械时，应远离医疗器械至少2.5cm以上。

（3）切忌将电极板直接放在治疗性贴片、监护仪贴片、导联线的上面，监护电极应避开除颤的部位，去除患者身上所有的金属物。

（4）暴露患者的胸壁并保持干燥清洁，若患者大量出汗，则在除颤前应迅速将患者的胸部擦干。

6.电池维护

（1）电池保养见表2.3.8。

表2.3.8　除颤仪的电池保养

作业	何时进行
进行肉眼检查	每天进行，当作班次/系统检查的一部分
更换电池	收到的时候、每次使用后或指示灯指示电池蓄电量不足
进行校准	当操作检查之后出现"Calibration Recommended"（建议校准）信息时，或是每隔6个月，以先出现者为准
储存电池时要将蓄电量保持在20%～40%的范围内	当长时间不使用时

（2）电池充电。

1）电子电池必须被置于Heart Start MRx除颤器/监护仪之内充电。

2）当电池完全放电并且Heart Start MRx处于关闭状态下时，大约需要2h可以有80%的蓄电量，大约3h可以达到100%的蓄电量。

3）如果在电池充电的同时打开监护仪，则充电速度会变慢。必须制定一份充电时刻表，以确保①Heart Start MRx中始终装有充电的电池；②Heart Start MRx附带一块充满电的备用电池或是在Heart Start MRx的第二格中装上一块备用电池；③每隔2个月为储存的电池充电，并交替使用电池以平均分配使用时间。建议将电池充满电，这样使监护和复苏的时间达到最长。但是，未充满电并不会损坏电池或影响电池的寿命。

（二）飞利浦除颤仪M4735A非同步除颤操作

1.操作目的

在极短的时间内给心脏通以强电流，可使所有的心脏自律细胞在瞬间同时除极，消除异位心律。

2.适用范围

同飞利浦除颤监护仪M3535A。

3.用物准备

飞利浦除颤监护仪M4735A体外除颤的用物准备见表2.3.9。

表2.3.9　飞利浦除颤监护仪M4735A体外除颤的用物准备

用物名称	数量	用物名称	数量
飞利浦除颤监护仪M4735A	1	抢救车(备有呼吸球囊、抢救药物等)	1
导电膏(或生理盐水纱布2块)	1		

4.操作步骤

【评估和观察要点】

同飞利浦除颤监护仪M3535A。

【操作过程】

(1)确定心律:心电图显示为心室颤动、心室扑动、无脉搏室性心动过速。

(2)开除颤仪。

1)将能量选择旋钮旋至"手动通"位置以开启除颤仪,选择Paddle导联(按导联选择键),以便快速查看。

2)如有多人参与抢救时,一人可先贴好除颤仪导联线的电极片,选择合适的导联(一般为Ⅱ导联)。

(3)确认为非同步方式。①同步时,屏幕有"Sync"(同步)字样闪烁。②非同步时,屏幕上无显示(开机默认为非同步)。

(4)涂导电膏:在两电极板上分别涂上适量的导电膏,在患者身上涂匀(或将生理盐水纱布放在患者胸前的除颤部位)。若遇小儿除颤,可除去成人电极板,使用小儿电极板。

(5)选择合适的能量:①成人150J;②儿童首次为2J/kg,后续的能量为4J/kg。

(6)将右电极板(胸骨)放在患者右锁骨的下方,将左电极板(心尖)放在与左乳头齐平的左胸下外侧部。

(7)暂停按压,查看心电图,再次确定心律,确定为非同步除颤心律。

(8)充电:按充电按钮,除颤仪自动充电至显示屏显示所选的能量。

(9)清场,确认没有人接触床及患者。

(10)放电:将电极板紧贴皮肤,电极板上的指示器显示为绿色,双手同时按压放电按钮除颤。

(11)紧接着继续心肺复苏5个循环或2min。目标是使胸部按压至电击和电击完成至重新按压的时间间隔最短化。

(12)评估心律:按需决定是否再次除颤。对于已接心电监护者,直接查看心律;反之,则用电极板快速查看心律。

(13)整理用物、洗手、记录。

(14)使用后将电极板充分清洁,及时充电备用;定期充电,并检查性能。

【除颤仪维护的相关内容】

(1)除颤仪自检。

1)断开主电源,在使用内置电源的情况下,按下"条图"键,同时转动"能量选择"旋钮到"手动通"的位置,启动测试,并按充电键,等充电完成后,对两手柄同时放电等步骤进行测试。测试通过后,连接主电源。

2)检测完成后,认真核对检测记录单上的各项数据。

(2)除颤仪显示时间调试。

同步按下仪器顶部上方的2颗按钮,同时转动"能量选择"旋钮到"手动通"的位置,出现时间设置界面后,按相应的要求进行设置。

5.注意事项

同飞利浦除颤监护仪M3535A。

6.电池维护

(1)电池维护工作见表2.3.10。

表2.3.10　电池维护工作表

作业	何时进行
目视检查	每天进行。当作班次/系统检查的一部分
充电	每次使用后或出现"Low Batty"(电池电压低)时
进行1次"电容量测试"	根据使用情况定期进行,详见表2.3.11
正确保存电池	不用时

(2)电池充电。

1)电池可以被放在Heart Start XL中充电,也可以被放在M4747A电池充电器套件中充电。

2)当把电池放在除颤器/监护仪中充电时,在Heart Start XL电源断开的情况下,电量耗尽的电池通常要花3h(25℃时)才能充到90%的容量,这可以通过前面板的Batt Charge LED(电池充电发光二极管)的琥珀色变成绿色来判断。当LED变成绿色时,电池要再充电12h(25℃时)才能完全充足。

3)电池应当充足电,重复充电到只有90%的水平会使电池退化,降低其容量与寿命。

(3)电池容量试验。

1)最影响电池容量的因素是使用的频繁程度以及每次使用的持续时间(即在充电前电池放电的程度)(见表2.3.11)。

表2.3.11　电池容量试验检测时间表

进行1次电池容量试验	平均的使用情况
每6个月	不频繁地短时间使用
每3个月	频繁使用或长时间使用

注:"不频繁"指的是少于每天使用1次。"短时间使用"指的是≤15次电击,或≤30min的监护,或≤6次电击加20min的监护。

2)当担心电池的供电能力时,则需进行"电池容量试验"。如果在存放与使用的过程中能确保有另一充满电的电池备用,则不用频繁进行电池容量试验。

3)电池容量试验步骤。

①断开Heart Start XL电源。

②在Heart Start XL上标记,表明正在进行试验,电池不可用。

③插入一个已充电的电池。

④如果已将电源线插入电源插座,拔下电源线后,转动"能量选择"旋钮到"AED ON"(AED通)位置以启动试验。

⑤试验需约3h才能完成,完成后打印输出测试的结果,设备自动切断电源。

⑥回顾测试结果,并采取适当的措施(见表2.3.12)。

表2.3.12　测试情况表

测试结果	处理方式
经过的时间≥95min,以及电池电压低的时间≥10min	1.电池通过测试 2.在电池底部记录"pass CT"(通过电池容量试验)的字样及日期 3.使用前对电池再充电
经过的时间≤95min或电池电压低的时间＜10min	1.电池未通过试验 2.在电池底部记录"fail CT"(未通过电池容量试验)的字样及日期 3.正确地丢弃此电池

(4)电池容量:全新的、充足电的M3516A电池在室温25℃下可提供100h的监护或超过50次的200J充电—电极循环。

(三)ZOLL M-series除颤监护仪非同步除颤操作

1.操作目的

在极短的时间内给心脏通以强电流,可使所有的心脏自律细胞在瞬间同时除极,消除异位心律。

2.适用范围

同飞利浦除颤监护仪M3535A。

3.用物准备

ZOLL M-series除颤监护仪体外除颤的用物准备见表2.3.13。

表2.3.13　ZOLL M-series除颤监护仪体外除颤的用物准备

用物名称	数量	用物名称	数量
ZOLL M-series除颤监护仪	1	抢救车(备有呼吸球囊、抢救药物等)	1
导电膏(或生理盐水纱布2块)	1		

4.操作步骤

【评估和观察要点】

同飞利浦除颤监护仪M3535A。

【操作过程】

(1)确定心律:心电图显示为心室颤动、心室扑动、无脉搏室速。

(2)开除颤仪。

1)将能量选择按钮调至"监护"以开启除颤监护仪,选择Paddle导联(按导联选择键),以便快速查看。

2)如有多人参与抢救时,一人可先贴好除颤监护仪导联线的电极片,选择合适的导联(一般为Ⅱ导联)。

（3）确认为非同步方式：同步时，屏幕有"SYNC"字样闪烁；非同步时，屏幕上显示"除颤"字样（开机默认为非同步）。

（4）选择合适的能量：成人150J；儿童首次为2J/kg，后续的能量为4J/kg。

（5）涂导电膏：在两电极板上分别涂上适量的导电膏，在患者身上涂匀（或将生理盐水纱布放在患者胸前的除颤部位）。若遇小儿除颤，可除去成人电极板，使用小儿电极板。

（6）放置电极板：将右电极板（胸骨）放在患者右锁骨的下方，将左电极板（心尖）放在与左乳头齐平的左胸下外侧部。

（7）清场，暂停按压，查看心电图，再次确定心律，确定为非同步除颤心律。

（8）充电：按充电按钮，除颤仪自动充电至显示屏显示所选的能量。

（9）再次清场，确认没有人接触床及患者。

（10）放电：将电极板紧贴皮肤，压力适当，确定接触良好时，双手同时按放电按钮除颤。

（11）紧接着继续行心肺复苏5个循环或2min。目标是使胸部按压至电击和电击完成至重新按压的时间间隔最短化。

（12）评估心律：按需决定是否再次除颤。对于已接心电监护者，直接查看心律；若无，则用电极板快速查看心律。

（13）整理用物，洗手并记录。

（14）使用后将电极板充分清洁，及时充电备用；定期充电，并检查性能。

【除颤仪维护的相关内容】

（1）除颤仪自检。

1）断开主电源，顺时针转动旋钮至"1除颤"，自检时能量选择至30J，按"2充电"按钮，再按"3除颤"按钮，按要求步骤进行测试。测试通过，连接主电源。

2）检测完成后认真核对检测记录单上的数据。

（2）除颤仪显示时间调试：按住屏幕下方第5个多功能键，同时将旋钮转向"监护"档，当屏幕出现"Set Time"（设置时间）时，松开多功能键，即可调整。

5.注意事项

同飞利浦除颤监护仪M3535A。

（四）普美康半自动除颤仪（AED）操作

1.操作目的

在极短的时间内给心脏通以强电流，使心脏所有的自律细胞在瞬间同时除极，消除异位心律。

2.适用范围

（1）患者发生心脏骤停时，专业或非专业人员在最短的时间内根据AED语音操作指导进行非同步经胸除颤操作。

（2）其适用于心脏骤停时心室颤动（或心室扑动）和无脉搏性室性心动过速的患者（年龄超过8岁或体重大于25kg）等。

3.用物准备

普美康半自动除颤仪体外除颤的用物准备见表2.3.14。

表2.3.14　普美康半自动除颤仪体外除颤的用物准备

用物名称	数量	用物名称	数量
普美康半自动除颤仪	1	除颤电极	1
检查用的手套	1	备皮刀	1

4.操作步骤

【评估和观察要点】

(1)评估环境:发现患者倒地,评估环境安全(确保患者和操作者自身安全)。

(2)评估意识:患者是否突发意识丧失、抽搐、发绀(轻拍肩膀,大声询问),呼叫寻求帮助并取AED。

(3)确认患者大动脉搏动消失、没有呼吸或呼吸不正常(如喘息),记录抢救时间,AED到达之前应先行单人CPR。

(4)安置体位:让患者平躺于地面。

【操作过程】

(1)将AED置于患者的头部或胸部旁。

(2)启动AED(打开机盖),AED自动开机(或打开盖子后按开/关键),AED自检。

(3)取出除颤电极片。

(4)除去AED电极片保护膜。

(5)戴检查用的手套来贴电极片:将左电极片贴在与左乳头齐平的左胸下近外侧,将右电极片贴在右锁骨下方(如果粘贴部位有毛发,应剃去毛发)。

(6)将除颤电极片的插头插入除颤仪。

(7)AED语音提示"不要接触患者,现在开始分析心律",清场(确认没有人接触患者),除颤仪自动识别患者的心律(时间小于30s),若需要除颤,AED将自行充电。

(8)AED提示"不要接触患者,现在开始除颤",指示灯呈绿色,清场(确认没有人接触患者和床栏),按除颤键除颤。

(9)电击后立即行心肺复苏5个循环,目的是使胸部按压至电击及电击完成至重新按压的时间间隔最短化。

(10)当AED语音提示"不要接触患者,现在分析心律"时清场(确认没有人接触患者),除颤仪自动识别患者的心律(时间小于12s)。若需要除颤,重复步骤8至10,直到患者恢复脉搏或医生宣布患者死亡。若提示不需要除颤,触摸颈动脉搏动存在,评估胸廓起伏存在。整理患者的衣物,转运并进一步提供生命支持。

【操作后处理】

(1)患者的心律恢复后,取下AED除颤电极片的插头。拔下电极插头时,同时按住锁扣的上部,轻轻拔出。

(2)取下患者身上的电极片,擦拭患者身上残留的导电胶,整理衣物。

（3）整理用物。

（4）取下手套，规范洗手并记录。

【AED维护的相关内容】

（1）定期检查设备外壳的完整性。

（2）定期检查仪器电源显示"OK"的状态，即电源电量充足，仪器正常，可以使用。

（3）内部电池的电量耗尽，需联系厂家更换电池，禁止为该电池充电，否则将有爆炸的危险。

（4）定期检查除颤电极的开封拉扣，显示日期在保质期内且各组件完整。

5.注意事项

（1）使用AED前必须经过培训和授权。

（2）AED仅用于没有意识、没有正常的呼吸、年龄超过8岁或体重大于25kg的患者，AED到位后立即除颤。

（3）胸部有植入性装置时，电极片应该放在距离该装置2.5cm外的位置。

（4）不可将电极片直接放在治疗性贴片、监护仪贴片、导联线的上面。

（5）电极片之间不能有传导性的液体，以免除颤失败。

（6）AED分析心律时不得触碰患者，应避免任何振动，除颤时不得接触患者，必须清场，确认没有人接触患者和床。

（7）AED不得在有易燃物品或者充满氧气的场所使用。

（8）AED及除颤电极应在温度为5～30℃的室内储存。

（9）除颤电极片为一次性使用物品，不可重复使用。

（10）AED在10min内识别无信号或者未按下任何按键时将自动关机。

（11）清洁AED时必须关机，用含氯消毒剂消毒，不得使用滴水的湿布清洁仪器，不得将水溅到仪器上，不得将仪器放入任何液体中。

（12）厂家技术人员至少每年维护AED1次。

（13）仪器使用寿命终止后，需交给当地的合法回收企业，不得将其丢弃于垃圾桶。

第4节　泌尿系统常用的护理技术操作规范

一、B.Braun Diapact血液透析机的上机操作

(一)操作目的

建立血管通路后进行血液净化治疗,清除体内的代谢废物或毒物,纠正水电解质和酸碱平衡紊乱。

(二)适用范围

其适用于急性或慢性肾衰竭患者的血液滤过治疗,急性胰腺炎、肺水肿、高钾血症,电解质紊乱或代谢性酸中毒、严重的水钠潴留等的治疗。

(三)用物准备

B.Braun Diapact血液透析机上机的用物准备见表2.4.1。

表2.4.1　B.Braun Diapact血液透析机上机的用物准备

用物名称	数量	用物名称	数量
B.Braun Diapact血液透析机	1	置换液	1
上机包(A包)(内含无菌手套3副、5mL注射器2个、75%乙醇棉球若干、2.5%碘伏棉球若干、镊子、纱布、弯盘1个)	1	生理盐水	1
肝素盐水	1	配套管路	1
微泵(输液泵、推注泵)	1	滤器	1
首剂肝素溶液(按医嘱)	1	检查用的手套	1

(四)操作步骤

【操作前准备】

1.操作者准备:规范洗手、戴口罩。

2.用物准备及质量检查。

【操作过程】

1.核对患者的信息。

2.向清醒的患者解释,评估患者的病情、生命体征、有无滤器过敏史和出血等。

3.核对医嘱。

4.检查并连接电源,打开机器电源开关。

5.开机自检,显示在屏幕右上角,机器自动执行3项开机自检。

(1)"ROM TEST"(程序自检)面板上有6个指示灯会亮。

(2)"DISPLAY TEST"(显示自检)按"EQ"键确认,报警音会响2s。

(3)"EMPTY LOAD CELL TEST"(空载自检),若是空载且数值在−60g和+

60g之间,按"EQ"键确认。

6.开机自检完成后,机器自动进入"THERAPY SELECTION"(治疗选择)的工作状态。

7.选择治疗类型,选"CONTIONOUS"(连续)。

8.选择治疗项目,选"CVVH",按"EQ"键确认,机器进入"PREPATION"(准备)的工作状态。

9.机器进行自检程序。

10.根据机器显示屏提示步骤,逐步安装血滤器及管路,安放置换液袋,连接置换液、生理盐水预冲液、抗凝用肝素溶液及废液袋,打开各管路夹。

11.进行管路预冲。自检通过后关闭动脉夹和静脉夹。

12.设置血流量、置换液的流速、超滤液的流速、肝素的输注速度、加热温度等参数,根据医嘱选择稀释方式(前稀释或后稀释),选择前稀释,按"EQ"键确认。

13.将血流量设置在100mL/min以下为宜,按"EQ"键确认。机器进入工作状态,此时,机器进行漏血零点定标,按"EQ"键确认。

14.打开上机包(A包),并准备1个20mL注射器和20mL生理盐水。

15.再次核对医嘱、参数设置及检查各个导管连接是否紧密。使用上机包的流程如下。

(1)戴检查用的手套,撕去导管固定胶布及敷料。

(2)用乙醇纱布和乙醇棉球脱去导管及穿刺口周围皮肤上的油脂及脂屑,将脱脂后的导管放置于无菌巾上。

(3)脱去手套,消毒双手。

(4)戴无菌手套(左手1个,右手2个)消毒导管:用碘伏棉球,以穿刺点为中心向外消毒2~3遍,消毒范围约为15cm×15cm,待干后贴上无菌敷料。

(5)消毒导管口:拧开肝素帽,消毒静脉端,用乙醇棉球螺旋式转动擦净导管口的血渍,至少15s,对导管口用无菌纱布包裹。用同样的方式消毒动脉端。

(6)用5mL注射器回抽1.5~2mL导管内的肝素溶液。先抽动脉端,观察有无血栓,连接套紧注射器不用取下;再用另1个5mL注射器抽静脉端后,连接套紧注射器不用取下。脱去手套(保留右手1个)。

16.首剂肝素使用者:在双腔导管静脉端推注首剂肝素,分离肝素注射器,将夹闭的导管静脉端重新放置在无菌纱布内,将肝素注射器与肝素管连接,安装在肝素泵上。

17.将管路动脉端与导管动脉端连接,打开管路动脉夹及静脉夹,按治疗键,血液透析机开始运转,放出适量的管路预冲液后停止血泵,关闭管路静脉夹,将管路静脉端与导管静脉端连接后,打开夹子,开启血泵继续治疗。如无须放出管路预冲液,则在连接管路与导管时,将动脉端及静脉端一同接好,打开夹子进行治疗即可。

18.逐步调整血流量等参数至目标治疗量。

19.血液循环2~3min后,如果没有报警,则进入治疗状态。

【操作后处理】

1.对患者宣教。

2.整理床单位。

3.脱手套,洗手。

4.观察并记录。

(五)注意事项

1.严格无菌操作。

2.监测患者的生命体征。

3.按医嘱设置各参数。

4.若遇停电等紧急情况,可使用手动回血。

二、B.Braun Diapact血液透析机的下机操作

(一)操作目的

目的是回输净化后的体外循环血液,结束血液治疗。

(二)适用范围

其适用于急性或慢性肾衰竭患者的血液滤过治疗,急性胰腺炎、肺水肿及高钠或高钾等电解质平衡紊乱等的治疗。

(三)用物准备

B.Braun Diapact血液透析机下机的用物准备见表2.4.2。

表2.4.2 B.Braun Diapact血液透析机下机的用物准备

用物名称	数量	用物名称	数量
下机包(B包)(内含无菌手套3个、5mL注射器2个、75%乙醇棉球若干、2.5%碘伏棉球若干、镊子、纱布、弯盘1个、导管帽2个)	1	生理盐水	1
肝素溶液	1	注射器	1
无菌纱布	1	胶布	1
检查用的手套	1		1

(四)操作步骤

【操作前准备】

1.操作者准备:规范洗手、戴口罩。

2.用物准备及质量检查。

【操作过程】

1.核对患者的信息。

2.向清醒的患者解释操作目的等事项。

3.按结束治疗键,停血泵。

4.关闭留置导管动脉夹,打开血泵并冲洗生理盐水夹,将血流量设置在100mL/min以下。戴检查用的手套,先用生理盐水冲洗管路,生理盐水至动脉壶后停止血泵。再打开动脉夹,冲洗留置导管动脉端,冲净后夹闭管路动脉端,继续开血泵,使血流量在100mL/min以下,冲洗管路,直至冲净为止。

5.回血完毕,停止血泵,关闭冲洗管路及留置导管静脉夹。

6.封管(打开下机包)。

(1)戴无菌手套,用碘伏棉球消毒导管与血路管的连接处。

(2)分离动脉导管与动脉血路管,用碘伏消毒导管口。

(3)用生理盐水10mL冲洗动脉导管。

(4)根据管腔容量,用肝素溶液封管。

(5)拧上导管帽。

(6)分离静脉导管与静脉血路管,用碘伏消毒导管口。

(7)用10mL生理盐水冲洗静脉导管。

(8)根据管腔容量,用肝素溶液封管。

(9)拧上导管帽。

(10)消毒穿刺点及周围皮肤。

(11)更换敷料,用纱布包扎。

【操作后处理】

1.安置患者,整理床单位。

2.对患者宣教。

3.根据机器提示的步骤,卸下透析器、管路及各液体袋(垃圾分类处理)。关闭电源,擦净机器。

4.脱手套,洗手。

5.观察并记录。

(五)注意事项

1.严格无菌操作。

2.监测患者的生命体征。

3.必须采取密闭式回血。

三、Prismaflex 8.1血液透析机的上机操作 ——————

(一)操作目的

目的是建立血管通路后行血液净化治疗,清除体内的代谢废物或毒物,纠正水电解质和酸碱平衡紊乱。

(二)适用范围

其适用于急性或慢性肾衰竭患者的血液滤过治疗,急性胰腺炎、肺水肿、高钾血症、代谢性酸中毒、严重的水钠潴留等的治疗。

(三)用物准备

Prismaflex 8.1血液透析机上机的用物准备见表2.4.3。

表2.4.3　Prismaflex 8.1血液透析机上机的用物准备

用物名称	数量	用物名称	数量
Prismaflex 8.1血液透析机	1	置换液	1
上机包(A包)(内含无菌手套3副、5mL注射器2个、75%乙醇纱布1块、75%乙醇棉球若干、2.5%碘伏纱布1块、2.5%棉球若干、无菌敷料、镊子、纱布、弯盘2个)	1	透析液	1
肝素盐水	1	生理盐水	1
5%碳酸氢钠溶液250mL	1	配套滤器管路	1
首剂肝素溶液(按医嘱)	1	检查用的手套	1

(四)操作步骤

【操作前准备】

1.操作者准备:规范洗手、戴口罩。

2.用物准备及质量检查。

【操作过程】

1.核对患者的信息。

2.向清醒的患者解释,评估患者的病情、生命体征、有无滤器过敏史和出血等。

3.核对医嘱。

4.检查并连接电源,打开机器电源开关。

5.开机自检完成。

6.提示治疗信息,选择患者,按继续,点击新患者。

7.输入患者的编号,点击"Enter"。

8.输入患者的红细胞压积,点击"Enter",点击继续。

9.确认患者的信息,点击确认。

10.选择治疗方式,点击"CRRT",点击"CVVHDF"。

11.选择抗凝方式,点击系统(例如肝素)通过Prismaflex注射器泵输注。

12.确认抗凝剂为"全身性",点击确认。

13.再次确认治疗方式和抗凝血方式,点击确认。

14.安装配套:将配套安装在支架上,安装3个压力接头(废液压力接头在黄色管路上,输入压力接头和过滤器压力接头在红色管路上);安装放电圈,安装漏血探测器(将管路拉直,由下至上安装);将Y型管(由红色管路和黄色管路组成)悬挂在机器左侧的预充钩上;安装排气室;安装回输压力接头(第一步是将静脉壶装入静脉壶支架内,第二步是旋转小蓝帽);将蓝色管路安装到空气探测器和回输管夹内;打开黄色的秤(一定要完全打开秤),悬挂废液袋,关闭秤;点击安装,配套自动安装到机器上;点击确认(核对与实际安装的配套型号是否一致,如不一致,点击卸装)。

15.连接液体:将废液端、动脉端、静脉端管路都穿过导杆,确认不受阻碍;将Y型管连接到预充液袋上,将预充液袋悬挂在机器左侧的预充钩上(配套型号不同,所需要的预充液量也不同,在屏幕上方有提示);以同样的方式,将白色管路连接到碳酸氢钠溶液上;将绿色管路连接到透析液袋,将紫色管路连接到置换液袋,将蓝色管路连接到废液袋,点击继续。

16.安装注射器:打开活塞销,点击自动向下;将配置肝素注射器连接到管路;将注射器安装在支架上(注射器翼卡在支架槽中);点击自动向上;关闭活塞销,点击继续;确认注射器安装,点击确认。

17.确认设置:点击预充+测试(如果点击预充,在预充结束后需要手动点击预充测试);进入预充进行中,请等待(预充液袋不要走空);完成100%,预充结束。

18.调节排气室:点击向上箭头,点击确认液位,点击继续(将排气室液面调节至磨砂线的上缘;预充测试结束后如果有气泡,可点击手动预充)。

19.治疗设定:患者的液体丢失或增加限制为400mL/3h,确认治疗设定,点击确认所有。

20.流速设定:点击血液,点击上下箭头以调节血流速,将血流速设置在100mL/min以下为宜;同样的方式根据医嘱调节碳酸氢钠的流速、置换液的流速、透析液的流速、患者脱水量的流速,根据医嘱选择置换方式(前置换、后置换或前后置换的百分比),选择后置换,点击确认所有的项目。

21.设定抗凝剂:点击连续输注,点击连续速率,点击上下箭头,根据医嘱调节速率,点击确认所有的项目。

22.打开上机包(A包)。

(1)戴检查用的手套并撕去导管固定胶布及敷料。

(2)脱去手套,快速手消毒。

(3)戴无菌手套(左手1个,右手2个)。

(4)用乙醇纱布和乙醇棉球脱去导管及穿刺口周围皮肤上的油脂及脂屑。

(5)消毒皮肤和导管:用碘伏纱布包裹消毒导管,用碘伏棉球,以穿刺点为中心向外消毒2~3遍,消毒范围约为15cm×15cm,将导管放置于无菌巾上,消毒待干后贴上无菌敷料。

(6)消毒导管口:拧开肝素帽,消毒静脉端,用乙醇棉球螺旋式转动擦净导管口的血渍,至少15s,放置在无菌纱布内,并以同样的方式消毒动脉端。

(7)用5mL注射器回抽2~3mL导管内的肝素溶液。先抽动脉端,射入纱布后观察有无血栓,再评估导管的通畅性,1s内抽出3~4mL血液为通畅,连接套紧注射器不用取下;再用另1个5mL注射器抽静脉端后,再评估导管的通畅性,连接套紧注射器不用取下,脱去手套(保留右手1个)。

23.首剂肝素使用者:在双腔导管静脉端推注首剂肝素,分离肝素注射器,将夹闭的导管静脉端重新放置在无菌纱布内。

24.患者上机:夹闭Y型管、红色动脉管路、黄色废液管路、蓝色静脉管路;从Y型管断开红色管路,从透析导管动脉端口分离5mL注射器,对透析导管动脉端口用酒精棉球消毒,连接至患者的透析导管动脉端;从Y型管断开黄色管路并连接至废液袋;从废液袋断开蓝色管路并暂不接患者,打开红色管路、黄色管路、蓝色管路的所有夹子;打开透析导管动脉夹及静脉夹,点击继续。

25.核实患者连接,点击开始;Prismaflex 8.1血液透析机的血泵、废液泵、透析液泵、置换液泵开始运转。放出适量的管路预冲液后按停止,停止血泵,关闭管路静脉夹,对透析导管静脉端口用酒精棉球消毒,将管路静脉端与透析导管静脉端连接后,打开夹子,点击恢复,血泵继续运转。如无须放出管路预冲液,则用生理盐水冲净导管内的肝素液,在连接管路与导管时,将动脉端及静脉端一同接好,打开夹子进行治疗即可。

26.观察患者生命体征的变化情况,逐步调整血流速等参数至目标的治疗量,仪器进入治疗状态。

【操作后处理】

1.对患者宣教。

2.整理床单位。

3.脱手套,洗手。

4.观察并记录。

(五)注意事项

1.严格无菌操作。

2.监测患者的生命体征。

3.按医嘱设置各参数。

4.若遇停电等紧急情况,可使用手动回血。

四、Prismaflex 8.1血液透析机的下机操作 ——————

(一)操作目的

目的是回输净化后的体外循环血液,结束血液治疗。

(二)适用范围

其适用于急性或慢性肾衰竭患者的血液滤过治疗,急性胰腺炎、肺水肿及高钠或高钾等电解质紊乱等的治疗。

(三)用物准备

Prismaflex 8.1血液透析机下机的用物准备见表2.4.4。

表2.4.4　Prismaflex 8.1血液透析机下机的用物准备

用物名称	数量	用物名称	数量
下机包(B包)(内含无菌手套2个、5mL注射器2个、75%乙醇纱布1块、75%乙醇棉球若干、2.5%碘伏纱布1块、2.5%碘伏棉球若干、镊子、纱布、弯盘1个、导管帽2个)	1	生理盐水	1
封管溶液(按医嘱)	1	10mL注射器	2
无菌纱布	1	胶布	1
检查用的手套	1		1

(四)操作步骤

【操作前准备】

1.操作者准备:规范洗手、戴口罩。

2.用物准备及质量检查。

【操作过程】

1.核对患者的信息。

2.向清醒的患者解释操作目的等事项。

3.点击停止,停血泵。

4.点击结束治疗;点击回输血液(如需弃血下机,点击断开连接)。

5.将生理盐水挂在预充钩上,连接管路Y型管,打开冲洗生理盐水夹,冲洗透析导管动脉端,夹闭透析导管动脉端,点击继续;点击自动回血(如果自动回血结束后,需要继续回血,按住手动回血,直至回血结束),直至冲净为止。

6.关闭冲洗管路及留置导管静脉夹。

7.封管(打开下机包)。

(1)戴无菌手套,用碘伏棉球消毒导管与血路管的连接处。

(2)分离透析导管的动脉端与动脉血路管,用碘伏棉球消毒导管口。

(3)用10mL生理盐水脉冲式冲洗动脉导管。

(4)根据管腔容量的120%,用封管溶液正压封管。

(5)拧上导管帽。

(6)分离透析导管的静脉端与静脉血路管,用碘伏棉球消毒导管口。

(7)用10mL生理盐水脉冲式冲洗静脉导管。

(8)根据管腔容量的120%,用封管溶液封管。

(9)拧上导管帽。

(10)消毒穿刺点、导管及周围皮肤。

(11)更换敷料,用纱布包扎。

【操作后处理】

1.安置患者,整理床单位。

2.对患者宣教。

3.根据机器的提示步骤,夹闭配套上的所有管路,点击卸装,移除滤器管路及各液体袋(垃圾分类处理)。关闭电源,擦净、消毒机器。

4.脱手套,洗手。

5.观察并记录。

(五)注意事项

1.严格无菌操作。

2.监测患者的生命体征。

3.必须采取密闭式回血。

五、Multifiltrate血液透析机的上机操作

(一)操作目的

目的是建立血管通路后行血液净化治疗,清除体内的代谢废物或毒物,纠正水电解质和酸碱平衡紊乱。

(二)适用范围

其适用于急性或慢性肾衰竭患者的血液滤过治疗,急性胰腺炎、肺水肿、高钾血症、代谢性酸中毒、严重的水钠潴留等的治疗。

(三)用物准备

Multifiltrate血液透析机上机的用物准备见表2.4.5。

表2.4.5　Multifiltrate血液透析机上机的用物准备

用物名称	数量	用物名称	数量
上机包(A包)(内含无菌手套3副、5mL注射器2个、75%乙醇纱布1块、75%乙醇棉球若干、2.5%碘伏纱布1块、2.5%碘伏棉球若干、镊子、纱布、弯盘1个)	1	置换液	1
肝素盐水	1	生理盐水	1
配套管路	1	滤器	1
首剂肝素溶液(按医嘱)	1	5%碳酸氢钠溶液250mL	1
检查用的手套	1		

(四)操作步骤

【操作前准备】

1.操作者准备:规范洗手、戴口罩。

2.用物准备及质量检查。

【操作过程】

1.核对患者的信息。

2.向清醒的患者解释,评估患者的病情、生命体征、有无滤器过敏史和出血等。

3.核对医嘱。

4.确认机器开关处于关闭的状态,检查并连接电源(注意置换液、透析液天平上没有任何物品,天平面是倾斜的,检查时必须保证视线可看全天平)。

5.按"I/O"键持续3s后可开机,机器自动运行自检程序,对4个天平、4个泵、电池、报警声音等逐项进行自检,程序自检至100%。

6.确认开始条件:各天平没有袋子,没有管路安装,没有压力传感器安插,没有管路卡在光学检测器内,没有管路在漏血检测器内。按"OK"键确认。

7.选择确认治疗模式,选择新的治疗模式,按"OK"键确认。

8.选择治疗项目,选"CVVH"模式,按"OK"键确认。

9.核查滤器及大管路、置换管路、透析液管路、废液袋无误后,选择"Conditions fulfilled",按"OK"键确认。

10.根据机器显示屏的提示步骤,逐步安装血滤器及管路、废液袋,安放置换液袋,连接置换液、生理盐水预冲液、抗凝用肝素溶液,夹闭管路动脉端侧支,夹闭动脉壶侧支、静脉壶侧支、血泵后动脉壶前侧支,检查管路安装是否正确,按"OK"键确认。

11.管路及滤器膜内预充:旋转"OK"键,光标停在"Start priming? OK, to comfirm",按"OK"键确认(屏幕右上角显示预冲的剩余时间和剩余液量均为0时,机器提示管路及膜内预冲完成)。

12.管路及滤器膜外预充:旋转"OK"键,光标移至"Start UF rise? OK, to confirm",按"OK"键确认。预充完成,机器提示等待连接患者。

13.设置血流速(将引血的血流速设置在100mL/min以下为宜)、置换液的流速、超滤液的流速及肝素的输注速度、加热温度等参数,根据医嘱选择稀释方式的连接(前稀释或后稀释),选择前稀释,将置换液连接血泵后动脉壶前侧支。

14.打开上机包(A包)。再次核对医嘱、参数设置及检查各个导管连接是否紧密。上机包的操作流程如下。

(1)戴检查用的手套并撕去导管固定胶布及敷料。

(2)脱去手套,快速手消毒。

(3)戴无菌手套(左手1个,右手2个)。

(4)用乙醇纱布和乙醇棉球脱去导管及穿刺口周围皮肤上的油脂及脂屑。

(5)消毒皮肤和导管:用碘伏纱布包裹消毒导管,用碘伏棉球以穿刺点为中心向外消毒2~3遍,消毒范围约为15cm×15cm,将导管放置于无菌巾上,消毒待干后贴上无菌敷料。

(6)消毒导管口:拧开肝素帽,消毒静脉端,用乙醇棉球螺旋式转动擦净导管口的血渍,至少15s,将其放置在无菌纱布内,以同样的方式消毒动脉端。

(7)用5mL注射器回抽2~3mL导管内的肝素溶液。先抽动脉端,射入纱布后观察有无血栓,再评估导管的通畅性,1s内抽出3~4mL血液为通畅,连接套紧注射器不用取下;再用另1个5mL注射器抽静脉端后,再评估导管的通畅性,连接套紧注射器不用取下,脱去手套(保留右手1个)。

15.首剂肝素使用者:在双腔导管静脉端推注首剂肝素,分离肝素注射器,将夹闭的导管静脉端重新放置在无菌纱布内,将肝素注射器与肝素管连接,安装在肝素泵上。

16.将管路动脉端与导管动脉端连接,打开管路动脉夹及静脉夹,按"OK"键确认"Start treatment",血液透析机开始运转,放出适量的管路预冲液后停止血泵,关闭管路静脉夹,将管路静脉端与导管静脉端连接后,打开夹子,开启血泵继续治疗。如无须放出管路预冲液,则在连接管路与导管时,将动脉端及静脉端一同接好,打开夹子进行治疗即可。静脉端连接碳酸氢钠溶液,根据医嘱调整流速。

17.逐步调整血流速等参数至目标治疗量。

18.血液循环2~3min后,如果没有报警,则进入治疗状态。

【操作后处理】

1.对患者宣教。

2.整理床单位。

3.脱手套,洗手。

4.观察并记录。

(五)注意事项

1.严格无菌操作。

2.监测患者的生命体征。

3.按医嘱设置各参数。

4.若遇停电等紧急情况,可使用手动回血。

六、Multifiltrate血液透析机的下机操作 ——————

(一)操作目的

目的是回输净化后的体外循环血液,结束血液治疗。

(二)适用范围

其适用于急性或慢性肾衰竭患者的血液滤过治疗,急性胰腺炎、肺水肿及高钠或高钾等电解质平衡紊乱等。

(三)用物准备

Multifiltrate血液透析机下机的用物准备见表2.4.6。

表2.4.6 Multifiltrate血液透析机下机的用物准备

用物名称	数量	用物名称	数量
下机包(B包)(内含无菌手套2个、5mL注射器2个、75%乙醇纱布1块、75%乙醇棉球若干、2.5%碘伏纱布1块、2.5%碘伏棉球若干、镊子、纱布、弯盘1个、导管帽2个)	1	生理盐水	1

续表

用物名称	数量	用物名称	数量
封管溶液(按医嘱)	1	10mL注射器	2
输液器	1	无菌纱布	1
胶布	1	检查用的手套	1

(四)操作步骤

【操作前准备】

1.操作者准备:规范洗手、戴口罩。

2.用物准备及质量检查。

【操作过程】

1.核对患者的信息。

2.向清醒的患者解释操作目的等事项。

3.按"ESC"键,移动光标至"End of treatment",按"OK"键确认。

4.按"STOP"键,血泵停止转动,将生理盐水连接动脉端侧支,以重力方式冲动脉端回血。

5.关闭留置导管动脉夹,按"OK"键确认"Start disconnection?OK to confirm!"机器(血流速100mL/min)自动回血,血泵停止。如需继续回血,按"OK"键确认"Continue reinfusion?"机器自动继续回血,冲净管路血液。最后,按"OK"键确认"Terminate reinfusion?"停止回血。关闭冲洗管路及留置导管静脉夹。

6.封管(打开下机包)。

(1)戴无菌手套,用碘伏棉球消毒导管与血路管的连接处。

(2)分离动脉导管与动脉血路管,用碘伏消毒导管口。

(3)用10mL生理盐水脉冲式冲洗动脉导管。

(4)根据管腔容量的120%,用封管溶液封管。

(5)拧上导管帽。

(6)分离静脉导管与静脉血路管,用碘伏消毒导管口。

(7)用10mL生理盐水脉冲式冲洗静脉导管。

(8)根据管腔容量的120%,用封管溶液封管。

(9)拧上导管帽。

(10)消毒穿刺点、导管及周围皮肤。

(11)更换敷料,用纱布包扎。

【操作后处理】

1.安置患者,整理床单位。

2.对患者宣教。

3.根据机器提示的步骤,卸下透析器、管路及各液体袋(垃圾分类处理)。关闭电源,擦净、消毒机器。

4.脱手套,洗手。

5.观察并记录。

（五）注意事项

1.严格无菌操作。

2.监测患者的生命体征。

3.必须采取密闭式回血。

七、JF-800A血液灌流机的操作

（一）操作目的

血液灌流是将患者的血液引入装有固态吸附剂的灌流器中,清除某些外源性或内源性毒素,并将净化后的血液输回体内。

（二）适用范围

1.急性药物或毒物中毒。

2.尿毒症。

3.重症肝炎,特别是暴发性肝衰竭导致的肝性脑病、高胆红素血症。

4.脓毒症或系统性炎症反应综合征等。

（三）用物准备

JF-800A血液灌流机的用物准备见表2.4.7。

表2.4.7　JF-800A血液灌流机的用物准备

用物名称	数量	用物名称	数量
JF-800A血液灌流机	1	灌流器HA230或HA330	1
血液灌流管路	1	肝素钠（100mg）	1
生理盐水500mL	1	5%葡萄糖溶液500mL	1
20mL注射器	1	首剂肝素溶液（按医嘱）	1
上机包（内含无菌手套3个、5mL注射器2个、弯盘2个、75%乙醇棉球若干、2.5%碘伏棉球若干、镊子1把、纱布1块、无菌巾1块）	1	下机包（内含无菌手套2个、75%乙醇棉球若干、2.5%碘伏棉球若干、镊子、纱布、弯盘1个、导管帽2个）	1
检查用的手套	1		

（四）操作步骤

【操作前准备】

1.操作者准备:规范洗手,戴口罩、手套。

2.查对患者的身份、灌流器、医嘱。

3.评估患者的生命体征、病情状况、灌流器的过敏史等,做好解释工作。

4.用物准备及质量检查。

（1）开机自检:①接通电源、开机;②检查设备是否正常;③检查显示是否正常。

（2）检查主要的功能控制按键是否有效：①按单泵键，血泵应能正常启动运转；②装上注射器并加紧，按肝素键观察10min，将注射器推杆移动一段距离；③按加热键，显示温度值能够快速上升至默认的加热温度39℃。

（3）检查主要的报警系统是否有效。

【操作过程】

1.管路安装。

（1）安装动脉侧管路：①安装血泵内的管路，用泵头扳手顺时针把管路导入血泵槽内，再把泵头扳手、导向杆复位，关好泵门；②把动脉壶放入动脉壶夹内；③将动脉入口端挂于输液架上。

（2）安装灌流器：按照血流方向，与管路动脉侧、静脉侧连接，将灌流器动脉端朝下。

（3）安装静脉侧管路：①将静脉壶放入静脉壶夹内；②连接静脉压力监测；③将静脉壶下端管路按序装入血液保温器、气泡探测器、阻流夹内，将静脉入口端接废液袋。

（4）连接肝素泵。

2.预冲：按顺序要求足量预冲，1袋500mL 5%葡萄糖溶液＋5袋500mL低浓度肝素盐水（每500mL生理盐水中含肝素钠10～15mg）＋1袋500mL高浓度肝素盐水（500mL生理盐水中含肝素钠100mg）＋1袋500mL生理盐水。

3.再次核对医嘱、参数的设置，检查各个导管的连接是否紧密。

4.将血液灌流管路与患者连接。

（1）打开上机包并准备20mL注射器及20mL生理盐水。

（2）撕去固定导管的胶布敷料。用乙醇纱布和乙醇棉球脱去导管及穿刺口周围皮肤上的油脂及脂屑，将脱脂后的导管放置于无菌巾上。

（3）脱去手套，快速手消毒，戴无菌手套（左手1个，右手2个）消毒导管：用碘伏棉球，以穿刺点为中心向外消毒2～3遍，消毒范围约为15cm×15cm，待干后贴上无菌敷料。

（4）消毒导管口：拧开肝素帽，消毒静脉端，用酒精棉球螺旋式转动擦净导管口的血渍，至少15s，用无菌纱布包裹导管口，以同样的方式消毒动脉端。

（5）用5mL注射器回抽1.5～2.0mL导管内的肝素溶液。先抽动脉端，观察有无血栓，连接套紧注射器不用取下；再用另1个5mL注射器抽静脉端后，连接套紧注射器不用取下，脱去手套（保留右手1个）。

（6）首剂肝素使用者：在双腔导管静脉端推注首剂肝素，分离肝素注射器，将夹闭的导管静脉端重新放置在无菌纱布内。

（7）将管路动脉端与导管动脉端连接，打开管路动脉夹及静脉夹，按单泵键，机器开始运转，放出适量的管路预冲液后停止血泵，关闭管路静脉夹，将管路静脉端与导管静脉端连接后，打开夹子，开启血泵继续治疗。如无须放出管路预冲液，则在连接管路与导管时，将动脉端及静脉端一同接好，打开夹子进行治疗即可。

5.初始速度为80～100mL/min，待患者的生命体征平稳后，调节泵速至150～200mL/min。改单泵键为系统键；开肝素键，调节肝素速度；开加热键。

6.治疗2.0~2.5h后,把灌流器反转至动脉端在上、静脉端在下的固定方式;改为单泵键,泵速在100mL/min以下,用生理盐水回血。关闭留置导管动脉夹,打开血泵及冲洗生理盐水夹,戴检查用的手套,先用生理盐水冲洗管路,当生理盐水至动脉壶后停止血泵。再打开动脉夹,冲洗留置导管的动脉端,冲净后夹闭管路动脉端,继续开血泵,调节泵速至100mL/min以下,冲洗管路。直至冲净为止。

7.下机包流程见:B.Braun Diapact血液透析机下机操作中的下机包流程。

【操作后处理】

1.整理用物,安置患者。

2.垃圾分类处理。

3.洗手,记录。

(五)注意事项

1.预冲时使用6瓶肝素盐水可保证血液灌流器充分肝素化,最后1瓶生理盐水用来冲掉高浓度的肝素生理盐水,避免高浓度的肝素盐水和血液直接接触而引起蛋白沉淀,以保证上机的安全性。预冲时流速不宜过快,流速与吸附效果成反比。

2.灌流时密切观察患者的血压、脉搏。如血压明显下降,应立即减慢血流速度,扩充血容量,必要时考虑使用升压药。

3.使用单泵做血液灌流时,应注意观察是否发生采血不良和灌流器凝血的情况。

4.警惕空气栓塞。

5.在灌流0.5~1.0h时,如出现寒战、发热、胸闷、呼吸困难等症状,提示吸附剂的生物相容性差,可考虑使用地塞米松、吸氧等治疗。

(六)各种报警处理

1.气泡报警

(1)检查气泡探测器附近的管路段是否有气泡,如果有气泡,应及时排除。气泡产生的原因可能是管路连接处松脱,可采取向上排气法进行排除。排除气泡后,按一下阻流夹按钮,设备会自动恢复正常运行。

(2)如果没有气泡,检查卡入气泡探测器内的管路是否出现移位,将管路重新卡好。或者,管路与气泡探测器由于干燥,耦合不好,在管路外壁涂点润滑剂或水,让其充分耦合。

2.液位报警

(1)检查静脉壶内的血液液面是否低于传感器的位置(液位检测座的中部),如果情况属实,则说明灌流器内可能出现凝血而导致静脉端的血流量不足,或者静脉穿刺针脱落而导致外失血,应及时采取措施。

(2)如果静脉壶内的血液液面正常(高于液位监测座上表面),表明液位传感器发生故障,按住阻流夹按钮5s左右再松开,可以屏蔽该监测功能,治疗结束后通知厂家维修。

3.压力上下限报警

(1)静脉压下限报警:检查是否灌流器内出现凝血而导致静脉端血流量不足,或者静脉穿刺针脱落而导致体外失血,应及时采取措施。

(2)静脉压上限报警:检查是否为静脉壶中出现凝血或静脉回血段管路扭曲,导致静脉端回血不畅,应及时采取措施。

(3)灌流器前压上限报警:检查是否为灌流器内出现凝血或静脉管路扭曲而导致血流不畅(灌流器前压监测位置在动脉壶处),应及时采取措施。

4.加热超温报警

可能是由于恒温控制失灵,设备会自动切断加热电源。及时按加热键关闭加热,打开加热器门盖。治疗结束后通知厂家维修。

5.其他状态提示报警

(1)肝素推注结束报警:注射器内抗凝剂基本推注完毕(可能会残留0.5mL左右)。

(2)肝素时间归零报警:设置的肝素自动推注时间(灌流治疗肝素时间一般设置为1h)归零。

(3)系统时间归零报警:设置的灌流治疗时间(灌流治疗时间一般设置为2h左右)归零。

6.一般故障处理

(1)打开电源开关,面板无显示:首先检查电源开关上方的电源指示灯是否点亮。如果不亮,表示电源线未连接好。如果指示灯亮,很可能是运输导致电源输送出现问题,应及时通知厂家维修。

(2)血泵不能泵出液体:先排除气泡,如血泵仍无法运转,在排除气泡后,应按一下阻流夹按钮。

八、膀胱压力监测

(一)操作目的

通过测定膀胱压力来反映患者腹内压的情况,为临床诊断治疗提供参考。

(二)适用范围

其适用于腹腔高压症和腹腔间室综合征。

(三)用物准备

膀胱压力监测的用物准备见表2.4.8。

表2.4.8　膀胱压力监测的用物准备

用物名称	数量	用物名称	数量
弯盘	1	无菌手套	1
无菌拆线包	1	消毒用物(复合碘医用棉签)	3
生理盐水100mL	1	压力传感器,测压模块、导联线及测量定位尺	1
输液器	1	三通阀	1

(四)操作步骤

【操作前准备】

1.操作者准备:规范洗手、戴口罩。

2.用物准备及质量检查。

【操作过程】

1.核对医嘱,确认患者的身份。

2.向患者解释操作目的,避免患者紧张及屏气等影响腹内压的因素。

3.患者取仰卧位,注意保暖,必要时可用屏风遮挡保护。

4.按留置导尿的操作常规放置三腔或双腔尿管。

5.评估患者的病情、意识、生命体征及腹部体征,观察尿液的颜色、尿管固定、尿道口有无异常及有无堵塞的情况。

6.保证尿液引流通畅,排空膀胱后,夹闭尿管。

7.输液器接1袋100mL的生理盐水,排气后待用。

8.消毒引流袋的管壁,用无菌剪刀剪断消毒部位。

9.用压力传感器测膀胱压力。

(1)通过三通阀将引流管与传感器测压装置及输液器连接,连接紧密,保持引流装置通畅。

(2)连接监护仪测压,以耻骨联合为零点,对传感器进行调零。

(3)打开输液器,向膀胱内输入生理盐水50~100mL。

(4)关闭输液器,监护仪上的压力读数,即为膀胱压。

10.用简易法测膀胱压力。

(1)通过三通阀与生理盐水输液装置连接,连接紧密,松开夹子。

(2)安装测压定位尺,使输液管嵌入测压尺内,并与盆壁呈90°。

(3)调零:利用定位尺,使测压尺的零点对准患者的耻骨联合。

(4)打开输液器,向膀胱内输入生理盐水50~100mL。

(5)将输液器从输液瓶中拔出,待输液管内液面自然下降至有轻微波动而不再下降时,测压管上水柱所在的数值即为膀胱压(单位为cmH_2O)。

11.测压结束后,以无菌原则正规更换引流袋。

12.检查引流袋连接是否紧密,观察引流管是否通畅,观察尿液颜色、性状和量的变化。

【操作后处理】

1.整理床单位,患者取舒适的体位。

2.用后物品的处置符合消毒技术规范。

3.脱手套,洗手。

4.观察并做好记录。

(五)注意事项

1.患者的体位对结果的影响较大,应取平卧位测量。

2.保持患者的情绪稳定,避免在咳嗽、屏气、排便等增加腹内压的情况下测量。

3.在应用呼吸机的患者方面,对于有自主呼吸的,可先断开呼吸机;对于无自主呼吸的,调整PEEP为零后再测量。

4.膀胱收缩、骨盆骨折或血肿、腹腔内脏器粘连等均可影响其测量结果。

5.测压管路内要排空气泡。

6.测压时要注意零点位置与患者耻骨联合的水平。

7.应将cmH_2O换算成mmHg($1mmHg=1.357cmH_2O$)。

8.经膀胱测压时每次必须排空膀胱,注入的生理盐水量须相等,以便于比较。

9.测压时严格遵守手卫生,注意无菌操作。

第5节　消化系统常用的护理技术操作规范

一、三腔营养管的护理

(一)操作目的

目的是为重症患者进行肠内空肠安全喂养、有效减压/引流治疗使用。

(二)适用范围

1.其适用于肠内营养时需要胃肠减压的患者,如食管癌术后、胃癌术后、胰腺炎患者。

2.其适用于胃麻痹或胃排空障碍、幽门狭窄等需要直接进入十二指肠或空肠进行肠内营养的患者。

3.重症监护患者进行胃液引流、胃液pH值的测定、胃出血的早期诊断和治疗。

(三)用物准备

三腔营养管置管的用物准备见表2.5.1。

表2.5.1　三腔营养管置管的用物准备

用物名称	数量	用物名称	数量
治疗盘	1	三腔营养管	1
液体石蜡	1	检查用的手套	1
治疗巾	1	听诊器	1
治疗碗	1	纱布	若干
棉签	若干	胶布	1
一次性胃肠减压器	1	甘油注射器	1
污物杯	1		

(四)操作步骤

【操作前准备】

1.操作者准备:规范洗手,戴口罩。

2.用物准备及质量检查。

【操作过程】

1.核对患者的身份。

2.向患者或其家属解释目的及配合内容。

3.戴手套。

4.患者取卧位(平卧位、半卧位、坐位),无法坐起者取右侧卧位,如对于昏迷者协助去枕,将头后仰。

5.将治疗巾垫于颌下,将弯盘靠近患者的脸颊。

6.选择通气侧鼻腔,清洁。

7.喂养管的放置方式:①手术中放置;②通过胃镜引导置管;③X线下放置;④B超引导下放置。

8.置管成功后经X线确认导管的位置,再撤除导丝。

9.固定方法及标识。

(1)采用3M胶带固定法,先把3M胶带固定在三腔营养管上,再交叉粘贴在两侧鼻翼上(或工字法粘贴)。

(2)可采用白纱带悬吊固定法,纱带在管子上行双套结,其中一段绕头部一圈后与另一段固定在一侧耳边。

(3)在三腔营养管上粘贴红色高危导管标识,注明日期、名称及外露部分的长度。

【操作后处理】

1.整理床单位,处理用物。

2.向患者及其家属进行宣教,告知注意事项。

3.脱手套,洗手。

4.观察并记录。

【胃肠减压】

1.将一次性胃肠减压器与减压腔连接,保持负压状态,且引流通畅。

2.观察记录内容:引流的颜色、性状、量。

【肠内营养】

1.将营养液连接专用的输注管路与喂养腔连接,进行空肠内喂养。

2.注意喂养的体位,一般采取抬高床头30°~40°,促进胃排空,同时防止反流、误吸。

3.采用滴注输液的方式,建议用肠内输注泵控制滴注速率。

4.为避免发生堵管并确保喂养管腔长期的正常使用,每次暂停输注时,用10~30mL温开水脉冲式冲洗管道,平时每隔2~4h冲洗管道1次。

【拔管操作】

1.核对患者的身份。

2.告知拔管的原因。

3.拔出导管前,先用温开水冲洗管道。为避免在撤出管道的过程中有残余的液体进入气管,关闭鼻肠管连接头处的防护帽或夹住管道外段。

4.去除固定的胶布,用纱布包裹近鼻孔处的三腔营养管,嘱患者深呼吸,在患者呼气时拔管,到咽喉处时快速拔出,以免液体滴入气管。

5.置三腔营养管于弯盘中,移出患者的视线。

6.清洁患者的口鼻、面部。

7.安置患者,让其取舒适的卧位,整理床单位。

8.整理用物。

9.洗手、记录。

(五)注意事项

1.保持负压状态,确保胃肠减压管通畅,每天更换负压装置。

2.妥善固定营养管,每天更换固定胶布,查看三腔营养管的位置及患者的口咽部是否有三腔管的盘曲,翻身时注意防止导管受压、滑脱和移位。

3.口腔护理每天2次。

4.每次喂养前后用温水脉冲式冲洗。持续滴注2~4h后冲管1次。

5.注意插管动作轻柔,避免损伤食管及胃黏膜。

6.仅用于肠内营养液的输注,如需给患者喂药,在给药前后务必对管腔进行冲洗(至少用30mL温开水),以免堵管。

7.用营养管实施肠内营养时,最好采用肠内输注泵控制滴注速率。

8.管腔堵塞时,可用5%碳酸氢钠溶液冲管,保留20min后用20mL温水脉冲式冲洗。

9.建议最长的使用时间为8周,更换时需从另一鼻孔置管。

(1)营养腔:长150cm,主要用于空肠喂养。

(2)胃肠减压腔:长95cm,在小肠喂养的同时,可以抽吸胃液,进行胃肠减压(禁止通过此腔注射药物)。

(3)压力调节腔:长95cm,可以注射少量的气体以及水,防止减压腔吸附到胃壁上。

(4)压力调节侧孔:防止减压腔吸附到胃壁上。

(5)减压侧孔:胃内的分泌液通过此腔引流出。

二、三腔二囊管的护理

(一)操作目的

1.利用气囊压迫胃底和食管下段静脉,以达到止血的目的。

2.抽吸胃内积液(血)、积气,减轻胃扩张。

3.了解胃液的性状、量,为临床判断疾病和治疗提供依据。

(二)适用范围

其适用于食管、胃底静脉曲张破裂出血者。

(三)用物准备

三腔二囊管置管的用物准备见表2.5.2。

表2.5.2　三腔二囊管置管的用物准备

用物名称	数量	用物名称	数量
三腔二囊管	1	止血钳	1
输液架	1	50mL注射器	1
液体石蜡	1	剪刀	1
负压吸引器	1	棉签	若干
无菌碗	1	无菌纱布	若干
治疗盘	1	绷带	1
治疗巾	1	弯盘	1
检查用的手套	1	牵引物(约0.5kg,可用袋装500mL生理盐水)	1

(四)操作步骤

【操作前准备】

1.操作者准备:规范洗手,戴口罩。

2.用物准备:备齐用物并检查。

3.戴手套。

4.试气,标识。

(1)检查三腔二囊管的胃管是否通畅,分别在胃囊中注入150～200mL气体,在食管囊中注入100～150mL气体,放在水中观察气囊有无漏气、膨胀是否均匀,并依次做好3个管腔的标识。

(2)抽瘪气囊,用止血钳夹紧管口,再用液体石蜡油充分润滑管道及二囊,将其放入弯盘。

【操作过程】

1.核对患者的身份。

2.对清醒的患者说明该项操作的目的及相关的注意事项,消除其紧张的情绪,取得合作。对烦躁的患者适当予以约束。

3.患者取合适的体位:平卧位或半坐卧位。

4.检查并清洁患者的鼻腔,将治疗巾铺于颌下。

5.给清醒的患者口服石蜡油20mL。

6.插管操作:协助医生置管。

(1)测量插管的长度并做好标记。

（2）从患者一侧鼻孔经由食管缓缓插入胃内。当插至咽喉部（14～16cm）时嘱患者进行吞咽，顺势插入至标记处。

（3）检查证实管道已达胃内。

7.胃管腔连接负压引流器。

8.气囊充气。

（1）向胃气囊注入空气150～200mL（囊内压40～60mmHg），用血管钳夹紧管口，然后将三腔管向外牵拉，感觉有中等度弹性阻力时，表示胃气囊已压于胃底部。

（2）对于经观察仍未能压迫止血者，再向食管囊内注入空气100～150mL（囊内压30～50mmHg），然后钳住此管腔，直接压迫食管下段的曲张静脉。

（3）测压：将血压计连接气囊腔出口，松开血管钳，观察血压计水银的波动（胃气囊40～60mmHg，食管气囊30～50mmHg），证实气囊已达到有效的压力后，用血管钳夹紧管口，分离血压计，向管口注入5mL气体，再用血管钳夹紧管口。

9.牵引：保持输液架与鼻尖成45°，以管身不接触鼻翼或上唇为原则。牵引物的重量合适（0.5kg），牵引物距地面30cm。

【操作后处理】

1.安置患者，整理床单位。

2.垃圾分类处理。

3.脱手套，洗手。

4.观察并记录。

【置管后护理】

1.每间隔一段时间应放松食管气囊及胃气囊压力，以防发生压迫性溃疡。一般初始留置后第12～24h放气1次，继而缩短放气间隔时间，固定为每8～12h放气1次。每次放气10～30min。

2.气囊放气后胃管再次引出血性液体者，提示仍有活动性出血，需再次充气牵引。若48h后胃内仍有新鲜的血液引出，说明压迫止血无效，应做好紧急手术的准备。

3.放气完毕后再次充气时需重新测压、固定，维持原状态以达止血的目的。

4.监测生命体征，详细记录胃肠减压引流液及呕血的性质、量，判断出血进展的情况。

5.防止窒息：动态观察导管置入的深度，避免导管脱出。若气囊破裂，导管可上滑至食管气囊堵塞咽喉，引起严重的呼吸困难，甚至窒息。一旦发生上述情况，应立即用剪刀剪断2个气囊（气囊迅速排气）或用注射器抽尽气体，解除窒息。

6.每天口腔护理2次，从鼻腔沿三腔管滴石蜡油数滴。

7.一般压迫三腔二囊管48～72h后出血停止，可考虑拔管。

8.拔管后禁食24h，然后循序渐进地给予流质、半流质及软食，注意勿进食过热、粗硬的食物，避免辛辣刺激的食物，宜进食温凉、纤维少、易消化的食物。

（五）注意事项

1.插管动作轻柔，操作中避免因呕吐或胃内容物反流而引起误吸，甚至窒息。

2.掌握胃气囊和食管气囊的注气量,维持适当的气囊内压力,不宜过低或过高。

3.导管3个腔的外口应分别标记清楚,如从胃管内注入药液前要认清标识,严防灌错到食管气囊或胃气囊而引起气囊破裂。

4.置管期间,床边备50mL注射器1个及剪刀1把,以备应急放气用。

5.气囊压迫的时间一般不超过3天,以免黏膜长期受压而出现溃疡或缺血坏死。

6.注意患者卧位,保持有效牵引。

7.加强置管期间的观察和护理,及时发现并处理异常的状况,防止并发症。

8.并发症的预防与处理。

(1)黏膜损伤(鼻、咽、食管):操作时动作尽量轻柔,避免多次插管,每日用石蜡油少量滴鼻,按医嘱放松牵引及调整管腔的位置。

(2)呼吸困难、窒息:如为插管深度不够而出现呼吸困难,立即将气囊放气;如插管后口腔分泌物过多或呕血导致呼吸困难,立即将患者的头偏向一边,清除口腔内的血块,刺激咽喉部,使之恶心呕吐,恢复呼吸道的通畅,并予以吸氧;如为胃气囊破裂漏气而导致食管囊压迫咽喉部或气管引起的窒息,快速用剪刀剪断三腔二囊管或用注射器抽尽气体。

(3)心律失常:放置三腔二囊管后,要在导管上做好标记,以了解导管是否向外滑出,并定期测压了解有无漏气。置管期间,出现胸骨后不适、恶心或频繁早搏症状时,可调整管腔的位置,必要时放气拔管后重新置管。

(4)食管穿孔:置管期间,按医嘱定期放松牵引,牵引的重量为0.5kg左右,食管囊充气不超过100~150mL,压力相当于30~50mmHg,三腔二囊管的放置时间不超过72h为宜。如发生食管穿孔时,立即拔管,送外科手术治疗。

三、更换造口袋

(一)操作目的

1.保持造口周围皮肤的清洁。

2.帮助患者掌握正确的造口护理方法。

(二)适用范围

其适用于各类结肠、回肠造口。

(三)用物准备

更换造口袋的用物准备见表2.5.3。

表2.5.3　更换造口袋的用物准备

用物名称	数量	用物名称	数量
治疗盘	1	温水	1
造口袋(一件式/二件式)	1	纱布	1
造口尺	1	毛巾	1

续表

用物名称	数量	用物名称	数量
封口条或夹子	1	治疗碗	1
弯头剪刀	1	检查用的手套	1
弯盘	1	消毒棉签	1
铅笔	1	污物桶	1

(四)操作步骤

【操作前准备】

1.操作者准备:规范洗手,戴口罩。

2.用物准备及质量检查。

3.核对患者的身份,向患者或其家属解释目的及配合内容。患者取平卧位或半卧位。

4.戴手套,检查造口袋,注意患者保暖。

【操作过程】

1.由上到下撕离原先的造口袋并观察造口及内容物的情况。一手放在皮肤上,另一手小心缓慢地撕离造口袋。防止皮肤损伤,防止袋内容物排出而污染伤口。

2.用温水清洁造口及周围皮肤,观察造口及周围皮肤的情况,用纱布擦干。

3.用造口尺测量造口的形状、大小。

4.选择合适的造口底盘。

5.在新的造口底盘上描线,做记号。沿线用剪刀修剪造口底盘。按比记号大1～2mm修剪。若缝隙过大,粪便刺激皮肤,易引起皮炎;若缝隙过小,底盘边缘与黏膜摩擦将会引起不适,甚至出血。

6.用手揉擦,使修剪后的底盘小孔的边缘变得光滑。在底盘边缘涂上防漏膏,等待30s。

7.将一件式造口袋底边剪开后用封口条封起,将二件式造口袋底边直接用封口条封好。部分造口袋有配套的夹子,封闭时直接用夹子将造口袋底部夹住即可。

8.撕去粘贴面上的纸。

(1)一件式:按照造口的位置由下而上将造口袋贴上。用手自下而上按紧粘胶,使它紧贴皮肤。

(2)二件式:①按照造口的位置由下而上将造口袋底盘贴上,用手自下而上按紧粘胶,使它紧贴皮肤;②使锁环处于打开的状态,从底部开始,手指沿着袋接环外部由下而上将袋子和底盘按紧;③将袋子调整至最佳的位置,两指捏进锁扣,听见轻轻的"咔哒"声,锁住锁扣,并向下试拉,袋子不会脱开,就证明袋子已经安全地装在底盘上了。

9.指导患者用手在底盘上轻轻地压10min。利用手的温度使底盘与皮肤充分贴合。

10.整理床单位,观察大便的性状、颜色及量。

11.整理用物。

12.洗手,记录。

(五)注意事项

1.护理过程中注意向患者详细讲解操作步骤。

2.更换造口袋时,使用温水清洁造口及周围的皮肤,忌用肥皂、消毒水。毛巾、纱布需细软,避免刺激皮肤。

3.注意造口与伤口的距离,保护伤口,防止污染伤口。

4.教会患者观察造口周围皮肤的血运情况。

四、一次性使用无菌灌肠包的操作

(一)操作目的

1.解除便秘、肠胀气。

2.清洁肠道,稀释并清除肠道内的有害物质,减轻中毒。

3.为高热患者降温。

4.某些特殊检查及手术前准备等。

(二)适用范围

1.顽固性便秘。

2.对于癌性发热不能得到有效控制者。

3.某些特殊检查及手术前准备。

(三)用物准备

灌肠的用物准备见表2.5.4。

表2.5.4 灌肠的用物准备

用物名称	数量	用物名称	数量
一次性使用无菌灌肠包	1	污物筒	1
灌肠溶液	1	输液架	1
一次性弯盘	1	水温计	1
检查用的手套	1	石蜡油	1

(四)操作步骤

【操作前准备】

1.操作者准备:规范洗手,戴口罩。

2.评估患者的病情、意识状态、心理状况、排便情况、自理能力、合作程度及肛周皮肤黏膜的情况。

3.环境准备:室内环境温暖舒适。

4.注意对患者隐私的保护。

【操作过程】

1.确认患者的身份。

2.向患者或其家属解释灌肠的目的及配合内容。

3.安置体位:协助患者左侧卧位、双膝屈曲、暴露臀部,将臀部移至床沿,注意保暖。

4.戴手套,将盛液器挂在输液架上,使液面距肛门的距离为40～60cm,可以保持一定的灌注压力和速度;距离过高时压力过大,会使液体的流入速度过快,不易保留,并且易造成肠道损伤。

5.灌肠。

(1)垫上尿垫,将弯盘置于臀边。

(2)在肛管前端涂石蜡油。

(3)排气后关闭流量调节器。

(4)一手垫纸巾分开肛门,暴露肛门口;另一只手将肛管轻轻旋转插入7～10cm(小儿4～7cm),固定肛管。

(5)松开流量调节器,缓慢灌入。

(6)观察灌肠器液面的下降速度及患者的情况。

6.拔管:待灌肠液即将流尽时夹紧流量调节器,拿纸巾包住肛管,轻轻拔出肛管并将其放在弯盘内,擦净肛门。

7.协助患者取舒适的卧位,嘱其尽可能平卧5～10min。

8.观察病情并协助患者排便。

【操作后处理】

1.整理用物:排便后取出便器,擦净肛门,协助患者穿裤、躺卧舒适,整理床单位,撤屏风,再次核对。

2.垃圾分类处理。

3.做好宣教。

4.洗手、记录。

(五)注意事项

1.准确掌握灌肠溶液的温度、浓度、量及灌肠压力。

2.插肛管时动作要轻柔,对有肛门疾病的患者更应该小心,以免造成患者肠道损伤。

3.对颅脑、心脏疾病的患者及老年人、小儿、妊娠初期或末期的孕妇,灌肠时应慎重,压力要低,速度要慢,并注意病情的变化,以免发生意外。

4.肝昏迷患者禁止用肥皂水灌肠,以减少氨的产生和吸收;伤寒患者的灌液面不得高于30cm,液量不得超过500mL,并选用等渗盐水;充血性心力衰竭和水钠潴留患者禁用0.9%氯化钠溶液灌肠。

5.急腹症、消化道出血的患者不宜灌肠。

6.灌肠过程中随时要观察患者的病情变化,如发现脉速、面色苍白、出冷汗、剧烈腹痛、心慌气急时,应立即停止灌肠并及时与医生联系,采取急救措施。

7.灌肠的并发症有肠道黏膜损伤、肠道出血、肠穿孔、肠破裂、水中毒、电解质紊乱、虚脱、排便困难、肠道感染、大便失禁、肛周皮肤擦伤等。

五、人工肝血浆置换的上机操作

(一)操作目的

建立临时的血管通路,将患者的血液引出体外,通过膜式血浆分离方法将患者的血浆从全血中分离出来后弃去,然后补充等量的新鲜的冷冻血浆或人血白蛋白等置换液,清除患者体内的各种代谢毒素和致病因子,从而达到治疗的目的。

(二)适用范围

其适用于各种肝衰竭患者,除了意识障碍等不配合的患者。

(三)用物准备

人工肝血浆置换上机的用物准备见表2.5.5。

表2.5.5 人工肝血浆置换上机的用物准备

用物名称	数量	用物名称	数量
人工肝支持系统KM-8900a	1	血浆分离器	1
一次性机用采血针(规格:1.6mm×25mm)	1	一次性机用采血针(规格:1.6mm×31mm)	4
体外循环管路	1	生理盐水500mL	1
输液贴	1	肝素盐水50mL(内含肝素100mg)	1
10mL注射器	1	20mL注射器	1
检查用的手套	1	废液桶	1
上机包(内含无菌手套3个、75%乙醇棉球若干、0.45%~0.55%碘伏棉球若干、镊子1把、弯盘1个、敷料1块、胶布1块、纱布1块、治疗巾1块、10mL注射器1个)	1		

(四)操作步骤

【操作前准备】

1.操作者准备:规范洗手,戴口罩。

2.用物准备及质量检查。

【操作过程】

1.核对患者的身份,检查患者的生命体征并记录。

2.核对医嘱,按照医嘱准备置换液。

3.向清醒的患者解释进行人工肝血浆置换的目的和意义,取得患者的配合,减轻患者的紧张焦虑感。

4.评估患者的心理、合作能力、有无过敏史、分离器过敏史及病情等情况。

5.检查并连接电源,依次打开机器的无熔丝开关(NFB)及POWER开关。

6.开机后机器自检,选择"PE"模式,按照机器要求进行管路连接,将血浆废液管静脉端放入废液桶中,预冲管路及血浆分离器。将血液回路空气枕倒置,便于排气。先用1000mL生理盐水进行预冲,冲洗管路残留的消毒剂成分,并排尽管路及分离器的气体。再用500mL生理盐水加入肝素盐水10mL(相当于20mg)预冲,使管路及分离器肝素化。冲管结束后将空气枕放入空气检测处,夹闭PV3管,使整个管路密闭,倒去废液桶内的液体后重新将其放入血浆废液管。

7.首剂肝素的使用:用20mL注射器抽取肝素盐水20mL,与肝素管连接,并安装在肝素泵上,注入肝素盐水10mL。

8.追加肝素:把肝素泵调整在4mL/h,相当于肝素8mg。

9.建立临时的血管通路。

(1)戴手套。

(2)用10mL生理盐水预冲一次性机用采血针(规格:1.6mm×25mm)。

(3)选择上肢静脉进行常规消毒,消毒范围的直径>5cm,用一次性机用采血针(规格:1.6mm×25mm)穿刺并备用。

(4)打开上机包,脱去手套,快速手消毒,戴无菌手套,用10mL生理盐水预冲一次性机用采血针(规格:1.6mm×31mm)。

(5)选择股静脉,以穿刺点为中心,从内向外分别用75%乙醇棉球和0.45%～0.55%碘伏棉球消毒皮肤3遍,消毒范围的直径>10cm。铺治疗巾,用一次性机用采血针(规格:1.6mm×31mm)穿刺并备用。

(6)将管路动脉端连接股静脉,将管路静脉端连接上肢静脉,在严格无菌的操作下对患者建立封闭型体外循环血管通路,并固定好连接管路。

10.按"START"键进行治疗,根据患者的情况,调节血液泵的流量为80～100mL/min。3～5min后血浆泵转动,血浆泵的流量取决于血液泵的流量,一般将其设置为血液泵的四分之一,调至20～25mL/min。

【操作后处理】

1.对患者宣教。

2.整理床单位。

3.脱手套,洗手。

4.观察并记录。

(五)注意事项

1.使用血浆为置换液时,需预防性应用抗过敏药物:将10%葡萄糖酸钙针30mL加入5%葡萄糖溶液(血糖高者用生理盐水)250mL中静脉滴注,地塞米松针5mg静脉推注。

2.一般情况下常规使用首剂肝素;特殊情况下,根据医嘱进行无肝素治疗。肝素维持量根据患者的凝血酶原时间及跨膜压调整,治疗结束前1h停止肝素维持量的使用。

3.治疗过程中密切关注患者的生命体征、有无过敏反应等,密切观察机器运行的情况(包括血泵流量、血浆泵流量、动脉压、静脉压、跨膜压等)。

六、人工肝血浆置换的下机操作

(一)操作目的

目的是回输完成血浆置换的体外循环血液,结束人工肝治疗。

(二)适用范围

其适用于人工肝血浆置换治疗的患者。

(三)用物准备

人工肝血浆置换下机的用物准备见表2.5.6。

表2.5.6　人工肝血浆置换下机的用物准备

用物名称	数量	用物名称	数量
检查用的手套	1	生理盐水500mL	1
无菌纱布	2	弹力绷带	1

(四)操作步骤

【操作前准备】

1.操作者准备:规范洗手,戴口罩。

2.用物准备及质量检查。

【操作过程】

1.核对患者的身份,确认治疗量。

2.向清醒的患者解释操作目的和过程。

3.补液端接生理盐水。

4.按屏幕下方的"Recovery"(回收)键。

5.关闭管路动脉端机用采血针夹子,紧接着按"START"键,用生理盐水冲洗管路。

6.生理盐水至管路的动脉壶后按"STOP"键,打开动脉端机用采血针夹子,冲洗管路动脉端,冲净后夹闭管路动脉端。

7.再按"START"键冲洗管路,直至冲净为止。回血完毕,停止血泵,关闭静脉端机用采血针夹子。

8.戴手套,分别用无菌纱布按压股静脉、上肢静脉穿刺处后拔除机用采血针,并用手指按压。

9.按压时间至少为30min,具体根据患者的凝血酶原时间,适当延长按压时间。

10.穿刺处无出血后,用无菌纱布、弹力绷带包扎,在股静脉穿刺处继续用沙袋压迫止血,并随时观察穿刺处有无出血现象。

11.若未出血,6h后去除沙袋,12h后去除弹力绷带。

12.卧床24h,穿刺侧肢体勿用力。

【操作后处理】

1.对患者宣教。

2.整理床单位。

3.根据机器提示的步骤,卸下血浆分离器、管路及液体。关闭电源,对机器表面擦拭、消毒。对废液桶内的液体,用浓度为2000mg/L的有效氯消毒液作用30min后弃去。

4.脱手套,洗手。

5.观察并记录。

(五)注意事项

1.严格无菌操作。

2.监测患者的生命体征。

3.必须采取密闭式回血。

4.如果怀疑股静脉穿刺点有破损,则省略操作过程的第6步,并先用无菌纱布按压股静脉穿刺处后拔除机用采血针,以免股静脉穿刺点渗血。

第6节 神经系统常用的护理技术操作规范

一、脑电双频指数监护仪的操作

(一)操作目的

目的是监测患者的脑电双频指数(bispectral index,BIS),为临床诊断与治疗提供依据。

(二)适用范围

1.应用于麻醉深度监测和意识状态的评价。

2.指导重症监护病房的镇静用药,控制镇静深度。

3.判断脑死亡,评价心肺脑复苏后的脑功能及预后等。

(三)用物准备

脑电双频指数监测的用物准备见表2.6.1。

表2.6.1　脑电双频指数监测的用物准备

用物名称	数量	用物名称	数量
飞利浦V40监护仪	1	乙醇纱布	1
BIS监测模块及连接导线	1	检查用的手套	1
电极	1	耦合剂	1

(四)操作步骤

【操作前准备】

1.评估并记录患者的病情、意识状态、镇静程度。

2.操作者准备:洗手,戴手套、口罩。

3.用物准备及其质量检查。

4.向患者及其家属解释进行脑电双频指数监测的目的和意义,取得患者的配合,减轻患者的紧张焦虑感。

【操作过程】

1.使用乙醇纱布擦拭患者额部及颞部的皮肤并晾干,防止汗液及油脂影响监测结果。

2.打开电极外包装,检查电极完整无损。

3.将电极的1号探头贴于额部鼻根上方5cm处,将3号探头贴在太阳穴区,将2、4号探头贴在一侧眉弓平行上部;以上电极以前额中心沿左侧或右侧均可。监测过程中需定时检查BIS电极的位置和固定情况。

4.按压传感器探头的周围,确保粘贴牢固;分别按压4个探头各5s,确保探头与皮肤接触良好。

5.将BIS监测模块插入监护仪插座。

6.连接电极传感器与BIS监测模块。

7.打开监护仪上监测BIS的窗口。

8.在设定的菜单上选择显示电极的状态,所有的电极状态均为绿色。

9.关闭电极状态的窗口,显示BIS数值及波形,注意观察信号质量指数等指标。

【操作后处理】

1.安置患者,整理床单位。

2.垃圾分类处理。

3.脱手套,洗手。

4.观察并记录数据。

(五)注意事项

1.此操作无明显的不良反应,无明确禁忌证。

2.监护仪BIS波形显示宽大的干扰波形时,可在BIS设置里将滤波器开通。

3.监护仪电极状态显示黄色时,提示监测电极接触不良,需重新连接电极或检查电极与皮肤的接触情况,可紧按电极5s后再进行监测。

4.注意观察肌电活动、信号质量指数、抑制比等质量指标,若发现肌电活动＞40、信号质量指数＜80,可能是皮肤与电极接触不良,阻抗增强,需检查电极的情况。

5.BIS电极可连续使用24h,如中途不显示数值,可在电极上涂少量的耦合剂,以促进信号传导。

6.避免电缆接口与任何液体的接触。

7.电缆线应避免过度缠绕和打结,以免损坏电缆内部的芯线,影响信号传输。

8.当通过对BIS结果的解释来做出临床诊断时,始终应结合其他的临床体征来进行判断。

(六)监护参数的意义(表2.6.2)

表2.6.2　脑电双频指数监护参数的意义

脑电双频指数	脑功能状态
85～100	清醒状态
65～85	镇静状态
40～65	麻醉抑制状态
＜40	暴发抑制状态
0	完全无脑电活动状态(大脑皮层抑制)

二、颅内压监测仪的操作

(一)操作目的

1.对颅内压力做出客观的评价,有助于观察各种降压治疗的效果。

2.及时分析患者的ICP变化,在判断颅内伤情、脑水肿情况和指导脱水药物的应用、估计预后等方面,都有重要的参考价值。

3.可间断引流脑脊液,降低颅内压或进行脑脊液检查。

(二)适用范围

1.重型颅脑损伤的患者。

2.蛛网膜下腔出血或脑内出血的患者。

3.弥漫性脑水肿的患者。

4.凝血机制障碍的患者行颅脑手术时等。

(三)用物准备

有Codman ICP监测仪及导线。

(四)操作步骤

【操作前准备】

1.操作者准备:规范洗手、戴口罩。

2.用物准备:ICP监测仪及导线。

3.患者评估:了解患者的意识状态、瞳孔大小、生命体征等的动态变化;观察患者的肢体活动情况和配合程度,必要时给予适当的约束。

【操作过程】

1.妥善放置仪器,确保所有的缆线都连接正确:将缆线的白色中间线与主机上的标记对齐,选择合适的电源线连接ICP监测仪。

2.打开主机上的开关键,等待屏幕出现提示消息。

3.将ICP监测仪与患者脑部的探头连接,屏幕显示缆线所记录的零参考值,请核对是否等于探头上记录的数值。若是,则选择接受;若不是,则选择调整。

4.按下确定键,即可显示ICP。

5.在正常的显示状态下,可以进行菜单选择。

(1)是否打开报警铃。

(2)设置报警上、下限。

(3)选择并进行手动调零。

(4)退出。

【操作后处理】

1.安置患者,整理用物。

2.洗手,记录。

(五)注意事项

1.严格执行无菌操作,预防感染。

2.密切观察患者的生命体征、意识、瞳孔及肢体活动的变化;对躁动的患者加以约束或给予镇静药,防止管路连接脱开,注意安全。

3.将患者的头部置于正中位,避免扭曲,保持颈静脉引流通畅;将床头抬高15°～30°,有利于颅内静脉回流,减轻脑水肿,降低颅内压。

4.在护理操作的过程中应注意加强对导管的保护,防止其脱落、打折、阻塞,保证颅内压监护装置运行正常。

5.读取数值时,应排除患者翻身、拍背、咳嗽、疼痛、吸痰、胸腔内高压等因素的影响。

6.颅内压监护一般不超过5天,如超过7天,则应更换部位,重新安装,以预防颅内感染。

7.颅内压的正常值为5～15mmHg;轻度增高为16～20mmHg;中度增高为21～40mmHg;重度增高为>40mmHg。

8.做好患者及其家属的心理护理,向他们讲解颅内压监护的目的、意义、注意事项,使之配合监护。

第7节　运动系统(骨科)常用的护理技术操作规范

一、皮牵引术的护理

(一)操作目的

利用粘贴于患肢皮肤上的胶布或包捆于患肢皮肤上的牵引带与皮肤的摩擦力,通过滑轮装置及肌肉在骨骼上的附着点,将牵引力传递到骨骼,达到复位或维持复位固定的目的。

(二)适用范围

1.小儿股骨骨折。

2.年老体弱患者的股骨骨折,在夹板固定的同时辅以患肢皮牵引。

3.手术前的辅助治疗,如股骨头骨折、股骨颈骨折、股骨转子间骨折等。

4.手术后的辅助治疗,如股骨颈骨折内固定、人工股骨头置换、全髋关节置换术后等。

(三)用物准备

皮牵引术的用物准备见表2.7.1。

表2.7.1　皮牵引术的用物准备

用物名称	数量	用物名称	数量
牵引架或牵引床	1	海绵牵引带	1
重锤(根据患者的体重准备)	1	大毛巾或衬垫	2
牵引绳	1	托马斯架或抬腿架	1
检查用的手套	1		

(四)操作步骤

【操作前准备】

1.操作者准备:着装整洁,规范洗手,戴帽子、口罩、手套。

2.备齐用物,质量检查。

【操作过程】

1.核对患者的身份,并向患者及其家属解释牵引的意义、目的、步骤及注意事项,以取得患者的配合。

2.牵引前摆好患者的体位,协助医生进行牵引。

3.将海绵牵引带平铺于床上。

4.用大毛巾包裹需牵引的肢体,在骨突处垫以衬垫,将肢体包好。

5.扣上尼龙塔扣,调整好松紧度。

6.置患肢于托马斯架(或抬腿架)上,足跟下方垫一毛巾,防止压力性损伤。通过牵引床上的滑车(如果没有牵引床,妥善固定牵引架于床尾)加重锤(根据患者的体重选择重量)进行牵引。

【操作后处理】

1.安置患者,整理床单位。

2.垃圾分类处理。

3.脱手套,洗手。

4.观察并记录数据。

(五)注意事项

1.皮牵引为无创操作,简单易行,但牵引的重量小,一般不超过5kg,多用于四肢牵引。

2.局部皮肤受损或对胶布或泡沫塑料过敏者禁用皮牵引。

3.皮牵引时密切观察患者患肢末梢循环的情况,确保维持有效的血液循环。检查局部包扎有无过紧、牵引重量是否过大。若局部出现青紫、肿胀、发冷、麻木、疼痛、运动障碍以及脉搏细弱时,详细检查、分析原因并及时报告医生。行下肢牵引时,牵引不能压迫腓骨头,以免压迫腓总神经,导致肢体麻痹。

4.保持牵引的有效性。

(1)关注皮牵引时胶布绷带、海绵有无松脱,扩张板的位置是否正确,若出现移位,应及时调整。

(2)将牵引重锤保持悬空,不可随意增减或移去牵引重量,不可随意放松牵引绳,以免影响骨折的愈合。

(3)保持对抗牵引力:下肢牵引时,抬高床尾15～30cm。若身体移位而抵住了床头或床尾,应及时调整,以免失去反牵引作用。

(4)告知患者和其家属在牵引期间肢体牵引方向与肢体长轴应成直线,以达到有效的牵引。

5.皮肤护理:用胶布牵引的部位及长期卧床患者的骨突部皮肤可出现水疱、溃疡及压力性损伤,注意观察用胶布牵引的患者的胶布边缘的皮肤有无水疱或皮炎。

二、枕颌带牵引术的护理

(一)操作目的

目的是固定、制动、解除脊髓及神经根压迫、缓解的症状。

(二)适用范围

其适用于轻度颈椎骨折或脱位、颈椎间盘突出症及根性颈椎病。

(三)用物准备

枕颌带牵引术的用物准备见表2.7.2。

表2.7.2　枕颌带牵引术的用物准备

用物名称	数量	用物名称	数量
枕颌带	1	扩展弓	1
牵引床或牵引架	1	棉垫	1
牵引绳	1	重锤(根据患者体重选择重量)	1
检查用的手套	1		1

(四)操作步骤

【操作前准备】

1.操作者准备:规范洗手,戴帽子、口罩、手套。

2.备齐用物并检查。

3.评估患者的配合能力、意识状况、年龄、耐受力、下颌部皮肤的情况、枕颌吊带的尺寸。

【操作过程】

1.核对患者的身份,并向患者及其家属解释牵引的意义、目的、步骤及注意事项,以便配合。

2.配合医生协助患者取坐位或平卧位。

3.用枕颌带托住患者的下颌和后枕部,使用扩展弓穿入枕颌带两孔内,使两侧牵引带保持比头稍宽的距离。

4.于扩展弓中央系一牵引绳,通过牵引床上的滑轮(如果没有牵引床,妥善固定牵引架于床尾)加重锤(根据患者的体重选择重量)进行牵引。

【操作后处理】

1.安置患者,整理床单位。

2.垃圾分类处理。

3.脱手套,洗手。

4.观察并记录数据。

(五)注意事项

1.牵引重量的参考范围:①卧床持续牵引,牵引重量一般为2.5～3.0kg;②坐位牵引,牵引重量自6kg开始,逐渐增加,可到15kg,注意不要牵引过度(枕颌带不能做大重量牵引)。

2.第一次的牵引时间不宜过长,牵引时间为每天1～2次,每次20～30min。如有不适,及时停止并汇报医生;如无不适,可适当延长牵引时间。

3.牵引前不宜进食过饱,应注意观察患者的血压、面色、脉搏、呼吸变化。

4.牵引观察与护理。

(1)牵引绳应松紧适宜,过松会起不到牵引作用,过紧使患者有压迫感。

(2)保持牵引装置的稳固、安全及有效性。

(3)在枕颌带与皮肤之间垫棉垫,观察枕颌部的皮肤情况。

(4)牵引过程中动作轻柔、缓慢,嘱患者不做扭头动作或随意更换体位,以免引起症状加重。

(5)牵引时重锤尽量在同一高度,保持重锤悬空;牵引绳不能有任何物品触碰,以免影响牵引效果。

三、骨牵引术的护理

(一)操作目的

在骨骼上穿过克氏针或斯氏针,安置好牵引弓后,通过牵引绳及滑轮连接重锤而组成牵引装置,使牵引力直接作用于骨骼上,用以对抗肢体肌肉痉挛或收缩的力量,达到骨折复位或固定的目的。

(二)适用范围

1.四肢骨牵引:①成人长骨不稳定性骨折(斜形、螺旋形及粉碎性骨折);②肌肉力量强大或容易移位的骨折(如股骨、胫骨、骨盆、颈椎);③骨折部的皮肤损伤或部分软组织缺损时;④开放性骨折感染或战伤骨折;⑤患者有严重的复合损伤,需密切观察而肢体不宜作其他固定者。

2.颅骨牵引:适用于颈椎骨折或脱位。

(三)用物准备

骨牵引术的用物准备见表2.7.3。

表2.7.3 骨牵引术的用物准备

用物名称	数量	用物名称	数量
骨牵引器械包(根据需要,内置颅骨牵引弓、骨圆针和克氏针、手摇钻、骨锤)	1	大毛巾	2
切开包	1	牵引床或牵引架	1
重锤(根据体重选择)	1	牵引绳	1
托马斯架或抬腿架	1	无菌手套	1
5mL注射器	1	盐酸利多卡因注射液(规格:10mL/0.1g)	1
75%乙醇纱布	1	生理盐水10mL	1

(四)操作步骤

【操作前准备】

1.操作者准备:规范洗手,戴帽子、口罩。

2.用物准备及质量检查。

【操作过程】

1.核对患者的身份,向患者及其家属解释牵引的意义、目的、步骤及注意事项,以取得患者的配合。

2.评估患者的肢体情况:擦洗干净牵引肢体的局部皮肤,去除油污,必要时剃毛。

行颅骨牵引时,剃除全部头发。

3.牵引前摆好患者的体位,协助医生进行牵引。

(1)四肢骨牵引(以下步骤以跟骨骨牵引为例,操作者为具有相关资质的医生)。

1)保持踝关节中立位,以内踝尖端与足跟后下缘连线的中点为进针点,常规消毒铺巾。

2)规范洗手,戴无菌手套。

3)局部麻醉后在内侧进针部位做一小切口。

4)用克氏针尖端对准内侧标记点刺入跟骨,保持针的水平位与跟骨垂直,用骨锤锤入,待针尖穿透对侧皮肤,使两侧外露部分相对即可。

5)安放牵引弓并妥善固定。

6)消毒牵引孔后,用75%乙醇纱布覆盖。

7)抬腿架上垫大毛巾,增加舒适度,并将患肢置于抬腿架上。足跟下垫毛巾,以防压力性损伤。

8)牵引弓绑上牵引绳,通过牵引架(如有专用牵引床,就不用牵引架)上的滑轮加重锤(根据患者的体重选择重量)后牵引。

(2)颅骨牵引。

1)剃发,患者取仰卧位,固定头部。

2)在两侧乳突之间作一条冠状线,再沿鼻尖到枕外隆凸作一条矢状线,将颅骨牵引弓的交叉部支点对准两线的交点,将两端钩尖放在横线上,并充分撑开牵引弓,钩尖所在横线上的落点作为切口标记,一般为两侧眉弓外缘的矢状线与两侧的乳突冠状线的交点。

3)在两标记点处分别消毒、局部麻醉,各做一小横切口,直至骨膜。用颅骨钻在标记点钻孔,使钻头的方向与牵引弓钩尖的方向一致,仅钻入颅骨外板(成人约为4mm,小儿约为3mm)。

4)钻孔后安置牵引弓,旋紧固定螺丝,扭紧固定,以防滑落。

5)用75%乙醇纱布覆盖针孔处的皮肤。

6)将牵引弓绑上牵引绳,通过牵引架(如有专用牵引床,就不用牵引架)上的滑轮加重锤(根据患者的体重选择重量)后牵引。

【操作后处理】

1.安置患者,整理床单位。

2.垃圾分类处理。

3.脱手套,洗手。

4.观察并记录数据。

(五)注意事项

1.牵引重量的参考范围:骨牵引的重量根据病情、部位和患者的体重确定。股骨髁上骨牵引一般为体重的1/10～1/7;跟骨的骨牵引重量一般为4～6kg;尺骨鹰嘴骨的牵引重量一般为2～4kg;颅骨的牵引重量一般为6～8kg,不超过15kg。

2.维持有效的血液循环:牵引时密切观察患者患肢的末梢循环的情况。检查牵引重量是否过大。若局部出现青紫、肿胀、发冷、麻木、疼痛、运动障碍以及脉搏细弱时,详细检查、分析原因并及时报告医生。

3.保持牵引的有效性。

(1)颅骨牵引时,每班检查牵引弓,并拧紧螺母,防止牵引弓脱落。根据病情和治疗的需要,调整颈部过伸、屈曲或中间以及重量的增减。7~10天后摄片复查,防止穿透内板。

(2)牵引重锤保持悬空,不可随意增减或移去牵引重量,不可随意放松牵引绳,以免影响骨折的愈合。

(3)保持对抗牵引力:颅骨牵引时,应抬高床头;下肢牵引时,抬高床尾15~30cm。若身体移位,抵住了床头或床尾,及时调整,以免失去反牵引作用。

(4)经常检查牵引的方向有无歪斜,告知患者和其家属在牵引期间肢体牵引方向与肢体长轴应成直线,以达到有效的牵引。

4.并发症的观察与护理。

(1)血管和神经损伤:骨牵引后注意密切观察创口敷料的渗血情况、肢体末梢的血运、患者的生命体征及肢体运动的情况。颅骨牵引者还可能因为牵引针钻太深而引起颅内出血,因此,术后应关注患者的意识、神经系统的检查结果。当颅骨牵引过度时,还可能损伤舌下神经、臂丛神经等,相应表现出吞咽困难、伸舌时舌尖偏向患侧、一侧肢体麻木等。

(2)牵引针、牵引弓的脱落。

(3)牵引针眼感染:对牵引针眼处每日滴75%乙醇2次;及时擦去针眼处的分泌物或痂皮;牵引针若向一侧偏移,消毒后调整;发生感染者应充分引流,严重时需拔去钢针,改变牵引的位置。

(4)关节僵硬:最常见的是足下垂畸形。

(5)皮肤护理:长期卧床的患者的骨突部皮肤可出现水疱、溃疡及压力性损伤。

(6)其他:由于长期卧床,患者还可能出现坠积性肺炎、便秘、下肢深静脉血栓形成等并发症。

四、颈托的使用

(一)操作目的

1.限制颈部过度活动。

2.缓解并改善椎间隙内的压力状态。

3.增加颈部的支撑作用。

4.放松肌肉,减轻疼痛。

(二)适用范围

其适用于颈椎损伤或颈椎手术的患者。

（三）用物准备

有颈托。

（四）操作步骤

【使用前准备】

1.操作者准备：规范洗手，戴口罩（此操作需要2名或2名以上医务人员共同参与）。

2.选择合适型号的颈托。

【操作过程】

1.核对患者的身份，并向患者解释使用颈托的目的和意义，取得患者的配合，减轻患者的紧张焦虑感。

2.患者取平卧位。

3.检查患者颈部皮肤的情况，清洁皮肤。

4.查看颈托的前、后、上（头）、下（颈）。

5.一位操作者用手固定患者头部和颈部的位置以保护颈部，另一操作者将患者轴线翻身至侧卧位。

6.将颈托的后片，按其上下位置固定于患者的后颈部。

7.协助患者平卧，将颈托前片的下颌处放置于患者的下颌部位，固定好前半部颈托。

8.将颈托前片边缘压于后片之上并与后托粘贴紧密；调整松紧度，以一指为宜。

【操作后处理】

1.安置患者，整理床单位。

2.再次做好相关知识的宣教。

3.洗手，记录。

4.观察患者的呼吸情况。

（五）注意事项

1.颈托的使用原则：卧位佩戴，卧位摘除，即坐起之前将颈托戴好，躺下后再除去颈托。

2.密切观察患者的呼吸情况，保持呼吸道通畅，必要时床边备吸痰用物。

3.颈托因其材料为优质泡沫，吸汗性能差，故应在颈托内衬棉质衬垫，以有利于汗液吸收，增加舒适感并保持颈托的清洁。

4.佩戴颈托期间，做好颈部皮肤的护理，视情况每日清洗颈部皮肤及更换衬垫。

5.佩戴颈托期间，定期检查颈托边缘及枕部皮肤的情况，对受压部位应用衬垫垫起。佩戴期间，注意预防压力性损伤，特别是后枕部、耳廓及后项部等；观察有无皮肤压迫，避免皮肤磨损。

6.在佩戴颈托后的早期，应注意及时纠正患者不正确的站立和走路的姿势。

第3章

重症康复实例

通过各个学科的临床实例,介绍重症康复医护技术的临床应用。

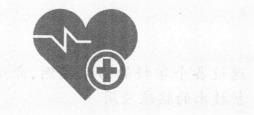

第1节　呼吸系统的重症康复

一、呼吸衰竭的康复

(一)呼吸衰竭的概述

1.定义

呼吸衰竭是各种原因引起的肺通气和(或)换气功能严重障碍,以致不能进行有效的气体交换,导致缺氧伴(或不伴)二氧化碳潴留,从而引起一系列的生理功能和代谢紊乱的临床综合征。

2.诊断

在标准大气压下,成年人于静息条件下呼吸室内空气时,动脉血氧分压(PaO_2)低于60mmHg或(和)二氧化碳分压($PaCO_2$)高于50mmHg,即可诊断为呼吸衰竭。

3.治疗

(1)保持呼吸道通畅。

1)翻身、拍背、咳痰、体位引流,以促进痰液等气道分泌物的排出。

2)建立人工气道,如口咽通气管、气管插管。

3)药物治疗,如祛痰药、支气管舒张药、糖皮质激素等。

(2)氧疗。

1)目标:使患者的动脉血氧分压≥60mmHg,动脉血氧饱和度≥90%。

2)方法:①鼻导管吸氧;②面罩吸氧;③高流量吸氧;④无创通气;⑤有创通气。

(3)病因治疗。

4.护理

(1)密切观察患者的生命体征及呼吸节律和深度、神志、瞳孔的变化。

(2)了解患者有无呼吸困难、气促等不适,如有异常,及时汇报医生处理。

(3)监测肺功能相关辅助检查及实验室指标的变化。

(4)加强呼吸道管理,保持呼吸道畅通,合理调节氧疗浓度和方式,或采用机械通气辅助呼吸,及时清理呼吸道分泌物,预防缺氧、二氧化碳潴留及吸入性肺炎等的发生。

(5)预防深静脉血栓发生。

(6)维持水电解质平衡,密切观察出入量。

(7)用药护理:药物现配现用,观察用药的效果及副作用。

(8)加强基础护理,预防压力性损伤及坠床、跌倒等。

(9)加强营养,保证患者充足的营养摄入,提供高热量、高蛋白饮食,预防便秘等发生。

(10)心理护理,提高患者的自我护理能力,建立有效的社会支持系统。

(二)呼吸衰竭的康复评定

1.全身状态评估:①生命体征;②末梢循环状态;③肺部的体格检查;④全身的水肿情况。

2.意识评估:①格拉斯哥昏迷量表(GCS);②全面无反应量表(FOUR);③改良后昏迷恢复量表(CRS-R)。

3.呼吸困难的评估:①改良版英国医学研究委员会呼吸困难(mMRC)问卷;②博格(Borg)评分;③WHO呼吸困难问卷。

4.运动评估:①肌力评定;②肌张力评定;③关节活动度评定;④运动模式评定;⑤平衡与协调功能评定。

5.肺功能的评估:①指脉氧饱和度;②肺容积;③肺通气功能。

6.呼吸肌的评估(呼吸肌肌力的评估+呼吸肌耐力的评估):①主观评估;②经口压力测试;③超声评估。

7.机械通气的评估:①呼吸机的参数设置;②呼吸机的动态数据;③肺顺应性;④气道阻力。

8.营养评估:①前白蛋白;②白蛋白;③营养风险筛查2002(NRS2002);④重症营养风险(NUTRIC)评分。

(三)呼吸衰竭康复治疗的实施

呼吸衰竭康复治疗包括:①四级早期活动与康复锻炼疗法;②肺功能训练;③物理治疗;④中医疗法,如针灸治疗;⑤营养治疗;⑥健康宣教和心理护理。

(四)病例介绍

1.案例简介

患者,男,75岁。此次因"反复咳嗽咳痰20余年,加重伴发热5天"入院。

患者于20年前受凉后出现咳嗽,呈阵发性,晨起时明显,伴咳痰,为白色泡沫样痰,就诊于当地医院,予抗感染、解痉等治疗后好转。此后,患者的上述症状反复出现,冬春季节好发,每次发作持续3个月以上,并逐渐出现活动时气喘、耐力下降等表现。5天前,患者因受凉后出现咳嗽,伴咳痰,为黄脓痰,发热时的最高体温达39.2℃,畏寒、寒战,气促明显,至急诊科就诊。患者既往有吸烟史50年,平均20支/天。

体格检查:患者意识淡漠,体温38.2℃,脉搏123次/min,呼吸42次/min,血压88/56mmHg;口唇发绀,颈静脉充盈,桶状胸,双肺呼吸音低,可闻及湿啰音;心率123次/min,律齐,未及明显的杂音。腹平软,无压痛、反跳痛,肠鸣音4次/min,双下肢无水肿。

辅助检查:入院的血气分析结果为pH 7.32,$PaCO_2$ 68mmHg,PaO_2 56mmHg。入院胸部CT平扫的结果为两肺慢性支气管炎、肺气肿伴多发肺大疱。

临床诊断:慢性阻塞性肺疾病急性加重,Ⅱ型呼吸衰竭。

气管插管后转入ICU行机械通气治疗。

2.康复时机

患者经临床治疗后,血流动力学稳定,进行机械通气,PEEP 5cmH$_2$O,FiO$_2$ 40%,遂予早期重症康复。

3.康复要点

患者此次入院主要是因为 AECOPD 导致的 II 型呼吸衰竭。本次康复治疗的要点为呼吸康复,主要包括肺脏康复和呼吸肌训练。

4.康复内容

(1)康复前的评定。

1)机械通气评价:呼吸机模式 CPAP,FiO$_2$ 40%,PEEP 5cmH$_2$O,压力支持(PS) 10cmH$_2$O,肺顺应性 50mL/cmH$_2$O。

2)日常生活活动能力评定:Barthel 指数 0 分。

(2)康复诊断:呼吸衰竭。

(3)康复方案。

1)拔管前:患者神志清,精神软,气管插管,机械通气。

● 康复措施:四肢主/被动活动、关节活动度维持、神经肌肉电刺激、膈肌起搏、床旁脚踏车、针灸治疗。患者的耐受情况良好,行带管状态下床边站立、行走。

● 护理措施:密切监测患者的生命体征,做好气道护理和呼吸机管理,注意无菌操作,预防呼吸机相关性肺炎、气压伤等并发症的发生。医嘱带机下床活动,移动患者至带机辅助步行装置,活动中密切关注患者的生命体征,确保运动安全,防止意外发生。同时,给予患者心理支持,鼓励其积极面对治疗与康复。

● 营养治疗:肠内营养 1500kcal。

2)拔管后

①拔管后的第 1 天:患者神志清,精神软,鼻导管吸氧,稍有气促,咳少量的白黏痰。

● 康复措施

√ **呼吸肌训练**

a.缩唇呼吸:用鼻吸气、口呼气,吸呼比为 1:2,尽量将气全部呼出,10 次/天。

b.腹式呼吸:患者处于坐位,一只手放在腹部,另一只手放在胸部,经鼻腔做深吸气,同时向上隆起腹部,使腹壁上的手感到腹部的起伏,而在胸上的手尽量使胸廓运动幅度保持最小的状态。呼气时,腹部肌肉和手同时下压腹部,通过缩唇缓慢呼出气体,深吸缓呼。吸呼比为 1:2,8 组/次,3 次/天。

c.呼吸训练器:每天 1 组,每组 10 次呼吸训练。每组训练后用力哈气咳嗽 3 次,辅助排痰。

√ **肺脏康复**

a.人工叩背:在胸部CT显示的炎症部位叩击胸背部,帮助痰液松动。

b.有效咳嗽:身体坐直,深吸气后,用双手按压腹部,身体稍向前倾斜,连续咳嗽,咳嗽时收缩腹肌,用力将肺部深处的痰液排出。

c.体位引流:膝下垫软枕,将床头摇高接近直立位。

d.其他方法:机械辅助排痰。

√ **手法康复**

a.肋间肌松动术:患者处于仰卧位。治疗师一手沿肋间向下走形放置,另一手于相邻肋骨处固定。在呼气时捻揉,吸气时去除压迫,放松地进行,下部肋骨到上部肋骨逐一肋间进行伸张。增加肋椎关节的可动性。

b.胸廓松动术:患者处于仰卧位。治疗师一手放于肩下,手腕固定肩关节;另一手放置于骨盆处,使患者上半身向上活动。

● 护理措施:密切监测患者的生命体征,尤其是呼吸频率、深度、节律,了解患者有无呼吸困难、咳嗽、咳痰等不适,如有异常,及时汇报医生处理。定期为患者进行叩背、体位引流,指导患者有效咳嗽,以促进痰液排出,保持呼吸道通畅。向患者普及呼吸衰竭的相关知识、康复方法和注意事项,增强其配合度。

● 营养治疗:肠内营养1500kcal。

②拔管后第3天:患者的气促症状明显有改善,咳嗽、咳痰仍有,痰液变稀薄,易咳出。

● 康复措施

√ **增加呼吸肌的训练强度**

a.缩唇呼吸:用鼻吸气、口呼气,吸呼比为1:3,尽量将气全部呼出,缩唇呼吸每组20次,共做5组。

b.腹式呼吸:吸呼比为1:3,腹式呼吸每组10次,共做5组。

c.呼吸训练器:呼吸训练每组20次,共做2组,每组训练后3次用力哈气咳嗽以辅助排痰。

√ **继续肺脏康复**

√ **运动疗法**

a.下肢肌肉锻炼:病房内步行,每天15min。

b.上肢肌肉锻炼:有助于增加辅助呼吸肌的力量和耐力,左右上肢各举500g哑铃,2min/次,每天2次。

● 护理措施:密切监测患者的生命体征,了解患者有无呼吸困难、咳嗽、咳痰等不适,如有异常,及时汇报医生处理。协助康复师开展康复活动,注意控制运动强度和时间,避免过度劳累。鼓励患者积极配合康复活动,早日康复。

● 营养治疗:肠内营养2000kcal。

③拔管后第5天:转出ICU。

(4)出科评定。

患者神志清,体温36℃,脉搏101次/min,呼吸18次/min,血压147/74mmHg,心肺听诊无殊,指脉氧饱和度98%,氧合指数338mmHg,Barthel指数70分。出科血气分析:pH 7.38,$PaCO_2$ 47mmHg,PaO_2 71mmHg。Borg 评分3级,mMRC分级2级。

二、急性呼吸窘迫综合征的康复

(一)急性呼吸窘迫综合征的概述

1.定义

ARDS 是一种急性、弥漫性、炎症性肺损伤,由肺炎、非肺部感染、创伤、输血、烧伤、误吸或休克等危险因素诱发。由此造成的损伤导致肺血管和上皮通透性增加,引起肺水肿和重力依赖性肺不张。临床特征为动脉低氧血症和肺部弥漫性阴影,伴分流增加、肺泡无效腔增加和肺顺应性降低。临床表现受医疗管理(体位、镇静、肌松和体液平衡)的影响。组织学的表现各不相同,可能包括肺泡内水肿、炎症、透明膜形成和肺泡出血。

2.诊断

(1)适用于所有类别的ARDS标准。

1)危险因素和肺水肿来源:由急性危险因素引发,如肺炎、非肺部感染、创伤、输血、误吸或休克。肺水肿不完全归因于心源性肺水肿/液体超负荷,低氧血症/气体交换异常也不完全归因于肺不张。然而,如果存在ARDS的易感危险因素,则可以在存在这些条件的情况下诊断ARDS。

2)时机:在危险因素预估出现或出现新的或恶化的呼吸道症状的1周内,低氧性呼吸衰竭急性发作或恶化。

3)胸部影像:胸片和CT上表现为双侧阴影,或超声双侧B线和(或)实变,不能完全用积液、肺不张或结节(肿物)来解释。

(2)适用于特定类别ARDS的标准。

1)非插管 ARDS: $PaO_2/FiO_2 \leqslant 300mmHg$ 或 $SpO_2/FiO_2 \leqslant 315$ (如果 $SpO_2 \leqslant 97\%$),使用 HFNO 时氧流量≥30L/min 或 CPAP呼吸压力至少5cmH_2O。

2)插管 ARDS:①轻度:$200mmHg < PaO_2/FiO_2 \leqslant 300mmHg$ 或 $235 < SpO_2/FiO_2 \leqslant 315$ (如果 $SpO_2 \leqslant 97\%$) ;②中度:$100mmHg < PaO_2/FiO_2 \leqslant 200mmHg$ 或 $148 < SpO_2/FiO_2 \leqslant 235$ (如果 $SpO_2 \leqslant 97\%$) ;③重度:$PaO_2/FiO_2 \leqslant 100mmHg$ 或 $SpO_2/FiO_2 \leqslant 148$ (如果 $SpO_2 \leqslant 97\%$)。

3)资源有限环境下的ARDS:$SpO_2/FiO_2 \leqslant 315$(如果$SpO_2 \leqslant 97\%$)。在资源有限的情况下,诊断不需要呼气末正压或最小氧流量。

3.治疗

(1)病因治疗:①控制致病因素;②调控机体的炎症反应。

(2)呼吸支持治疗:①氧疗,如常规氧疗、高流量吸氧、无创通气、有创通气;②肺复张;③俯卧位通气;④ECMO。

(3)特殊治疗:①一氧化氮吸入;②补充外源性肺泡表面活性物质。

(4)其他治疗:①限制性液体管理;②纠正低蛋白血症;③镇静、镇痛与肌松药物治疗;④营养及器官功能支持治疗。

4.护理

(1)密切观察患者的生命体征及呼吸节律和深度变化。

(2)了解患者有无呼吸困难、气促、胸痛、咳嗽、咳痰等不适,如有异常,及时汇报医生处理。

(3)监测呼吸系统功能相关辅助检查及实验室指标的变化。

(4)保持呼吸道通畅,预防吸入性肺炎的发生。

(5)预防深静脉血栓形成。

(6)维持水电解质平衡,密切观察出入量。

(7)用药护理:药物现配现用,观察用药的效果及副作用。

(8)加强基础护理,预防压力性损伤及坠床、跌倒等。

(9)加强营养,提供高热量、高蛋白、易消化的饮食,鼓励患者进食富含维生素和纤维素的食物,预防营养不良和便秘的发生。

(10)心理护理,提高患者的自我护理能力,建立有效的社会支持系统。

(二)急性呼吸窘迫综合征的康复评定

同呼吸衰竭的康复评定。

(三)急性呼吸窘迫综合征康复治疗的实施

1.四级早期活动与康复锻炼疗法。

2.分阶段肺康复锻炼。

(1)第一阶段(PaO_2/FiO_2<100mmHg):间断性肺复张、体位治疗(俯卧位或半坐卧位)、肢体被动活动及肌肉按摩。

(2)第二阶段(100≤PaO_2/FiO_2≤200mmHg):间断性肺复张、体位治疗(高坐位或高侧位)、肢体主动活动(抬高肌力训练、握力器等)。

(3)第三阶段(PaO_2/FiO_2>200mmHg):间断脱机、呼吸锻炼(深呼吸、吹气球等)、活动锻炼(带呼吸机坐、站、缓行)。

3.物理治疗。

4.中医疗法:针灸治疗。

5.营养治疗。

6.健康宣教和心理护理。

(四)病例介绍

1.案例简介

患者,男,68岁。此次因"发热1周,加重伴胸闷气促1天"入院。

患者1周前突然出现发热,最高的体温达39.5℃,畏寒、寒战,鼻塞流涕,伴少量咳嗽,咳少许的白黏痰,自测新型冠状病毒抗原阳性,至当地医院予抗病毒、退热、镇咳等治疗3天,症状未见明显好转。1天前患者的上述症状加重,伴胸闷、气促,无胸痛、心悸,无下肢水肿,来院就诊。

体格检查:神志清,体温39.4℃,脉搏132次/min,呼吸42次/min,血压132/76mmHg,口唇、甲床紫绀,两肺呼吸音粗,可闻及明显的湿啰音,心率132次/min,心律齐,未及明显的杂音,腹平软,无压痛、反跳痛,双下肢无水肿。

辅助检查:入院的血气分析结果为pH 7.51,$PaCO_2$ 28mmHg,PaO_2 51mmHg。胸部CT平扫结果为两肺多发散在斑片磨玻璃及实变影,以肺外带明显。

临床诊断:重症肺炎,新型冠状病毒感染,急性呼吸窘迫综合征,I型呼吸衰竭。

气管插管后转入ICU行机械通气治疗。

2.康复时机

患者入科后立即予VV-ECMO支持。次日,患者的指脉氧饱和度98%(VV-ECMO,血流量3L/min,气流量3L/min;FiO_2 30%,PEEP 10cmH$_2$O,PS 10cmH$_2$O,呼吸8次/min),血流动力学稳定,予重症康复。

3.康复要点

患者为重度ARDS。本次的康复治疗要点为呼吸康复,主要包括肺脏康复和呼吸肌训练。

4.康复内容

患者为重度ARDS,功能评定须关注全身情况及肺部情况。

(1)康复前评定。

1)意识评估:镇静状态,RASS为-3分。

2)机械通气评价:呼吸机模式为CPAP,FiO_2 30%,PEEP 10cmH$_2$O,PS 10cmH$_2$O,肺顺应性36mL/cmH$_2$O。

3)日常生活活动能力评定:Barthel指数0分。

(2)康复诊断:急性呼吸窘迫综合征。

(3)康复方案。

1)ECMO撤机前

①第1天:患者为镇静、镇痛状态,行气管插管、俯卧位机械通气、VV-ECMO支持。

- 康复措施:被动活动包括四肢被动活动、关节活动度维持,神经肌肉电刺激,针灸治疗。
- 护理措施:密切监测患者的生命体征,做好患者的气管插管护理,鼓励患者咳嗽、咳痰,并及时清理呼吸道分泌物,防止呼吸机相关性肺炎等并发症的发生。做好VV-ECMO支持护理及管路护理,预防感染的发生。按需更换体位,加强基础护理和皮肤护理,预防压力性损伤的发生。康复师开展康复活动时,重点关注患者的整体状态及全身管路的安全。
- 营养治疗:肠内营养500kcal。

②第4天:患者停止镇静、镇痛,处于清醒的状态,调整康复措施。

- 康复措施:主/被动四肢活动、胸廓松动术、肋间肌松动术、神经肌肉电刺激、针灸治疗。
- 护理措施:密切观察患者的生命体征,做好患者的气管插管护理,鼓励患者咳嗽、咳痰,及时清理呼吸道分泌物,防止呼吸机相关性肺炎等并发症的发生。做好基础护理和皮肤护理,预防压力性损伤的发生。协助康复师进行四肢活动护理、胸廓与肋间肌松动术护理。进行心理护理,保持与患者的良好沟通。
- 营养治疗:增加肠内营养至1000kcal。

2)ECMO撤机后

①第10天:患者气管切开,氧合改善,通过撤机试验后撤离ECMO,重新调整康复措施。

- 康复措施:胸廓松动术、肋间肌松动术、神经肌肉电刺激;增加床上阻抗活动,使用握力球;咳嗽训练、呼吸肌训练。
- 护理措施:密切监测患者的生命体征,了解有无呼吸困难等不适,如有异常,及时汇报医生处理。做好气管切开的护理,协助康复师进行康复活动护理。了解患者的心理需求和困扰,提供必要的心理支持和安慰,鼓励其积极参与康复活动。
- 营养治疗:增加肠内营养至2000kcal。

②第15天:患者气管切开,开始间断脱机,再次调整康复措施。

- 康复措施:患者行渐进性床旁活动,开始床边坐。协助患者转移至座椅,协助患者站立,协助患者步行。
- 护理措施:密切监测患者的生命体征,了解有无呼吸困难等不适,如有异常,及时汇报医生处理。做好气管切开的护理。根据患者的耐受情况,协助康复师循序渐进地增加活动量,给予患者心理支持,引导患者参与一些喜欢的活动,以缓解焦虑情绪,促进其早日康复。
- 营养治疗:肠内营养2000kcal。

③第20天:患者转出ICU。

(4)出科评定。

患者神志清,体温37℃,脉搏103次/min,呼吸19次/min,血压144/77mmHg,心肺听诊无殊,指脉氧饱和度98%,氧合指数317mmHg,Barthel指数60分。

第2节　心脏的重症康复

一、心力衰竭的康复

(一)心力衰竭的概述

1.定义

心力衰竭(以下简称心衰)是多种原因导致心脏结构和(或)功能的异常改变,使心室收缩和(或)舒张功能发生障碍,从而引起的一组复杂的临床综合征,主要表现为呼吸困难、疲乏及液体潴留(肺淤血、体循环淤血及外周水肿)等。

2.诊断

根据左室射血分数(LVEF)的不同和治疗后的变化,分为射血分数降低的心衰、射血分数改善的心衰、射血分数轻度降低的心衰和射血分数保留的心衰。

(1)射血分数降低的心衰:①有心衰的症状和(或)体征;②LVEF≤40%。

(2)射血分数改善的心衰:①有心衰的病史;②既往LVEF≤40%,治疗后随访LVEF>40%并较基线增加≥10%;③存在心脏结构(如左心房增大、左心室肥大)或左心室充盈受损的超声心动图证据。

(3)射血分数轻度降低的心衰:①有心衰的症状和(或)体征;②LVEF为41%~49%。

(4)射血分数保留的心衰:①有心衰的症状和(或)体征;②LVEF≥50%;③存在左心室结构或舒张功能障碍的客观证据,以及与之相符合的左心室舒张功能障碍/左心室充盈压升高。

3.治疗

(1)一般治疗:卧床休息,低盐饮食。

(2)药物治疗。

1)利尿剂:袢利尿剂、噻嗪类利尿剂、保钾利尿剂、血管加压素V2受体拮抗剂。

2)血管紧张素转化酶抑制剂是治疗心衰的基石和首选药物。

3)血管紧张素Ⅱ受体拮抗剂。

4)血管紧张素受体脑啡肽酶抑制剂。

5)β受体阻滞剂是治疗心衰的基石。

6)醛固酮受体拮抗剂。

7)伊伐布雷定。

8)洋地黄类药物。

(3)心脏再同步化治疗。

(4)植入式心脏复律除颤器。

(5)心脏移植。

4.护理

（1）密切观察患者的生命体征及心律、神志、瞳孔的变化。

（2）了解患者有无呼吸困难、咳嗽、咳痰、乏力、水肿等不适，如有异常，及时汇报医生处理。

（3）监测心功能相关的辅助检查及实验室指标的变化。

（4）保持呼吸道通畅，协助患者取半卧位或坐位，减少回心血量，减轻心脏负担；定期为患者翻身、拍背，促进痰液排出，预防肺部感染。

（5）预防深静脉血栓形成。

（6）维持水电解质平衡，密切观察出入量，监测体重的变化，预防水肿和体液潴留。

（7）用药护理：药物现配现用，观察用药的效果及副作用，防止输液速度过快。

（8）加强基础护理，活动量适宜，避免劳累，预防压力性损伤、非计划性拔管等。

（9）加强营养，提供均衡饮食，限制钠盐摄入，增加钾、镁等电解质的摄入，少量多餐，减轻心脏负担，避免进食产气的食物，预防营养不良和便秘等发生。

（10）心理护理，提高患者的自我护理能力，建立有效的社会支持系统。

（二）心力衰竭的康复评定

1.全身状态评估：①生命体征；②末梢循环状态；③心脏的体格检查；④全身的水肿情况。

2.运动负荷试验：①2分钟踏步；②6分钟步行试验；③运动平板；④心肺运动试验。

3.肌力和肌肉耐力评估：①握力测试；②30 s 手臂屈曲试验；③30 s 椅子站立试验；④运动模式评定；⑤爬楼梯试验。

4.社会心理状态和生活质量的评估：①健康调查量表36；②健康调查量表12；③欧洲五维生存质量量表；④明尼苏达心功能不全生活质量量表；⑤抑郁筛查量表（PHQ-9）；⑥广泛性焦虑量表（GAD-7）；⑦匹兹堡睡眠质量指数量表（PSQI）。

（三）心力衰竭康复治疗的实施

心力衰竭的康复治疗包括：①四级早期活动与康复锻炼疗法；②心功能训练；③物理治疗；④中医疗法，如针灸治疗；⑤营养治疗；⑥健康宣教和心理护理。

（四）病例介绍

1.案例简介

患者，女，17岁，此次因"发热咳嗽2周，胸闷气促伴下肢水肿3天"入院。

患者于2周前无明显诱因下出现发热，体温最高为39.5℃，畏寒、寒战、咳嗽，不剧烈，咳少量的白色泡沫样痰，自行服用退烧药后体温恢复正常，咳嗽、咳痰较前缓解。3天前患者无明显诱因下出现胸闷、气促，活动时加重，休息后能缓解，无胸痛、咯血，夜间睡觉喜高枕，逐渐出现下肢浮肿，尿量减少，遂来院就诊。

体格检查：患者神志清，急性面容，体温 37.6℃，脉搏 120 次/min，呼吸

38次/min,血压85/42mmHg,四肢湿冷,肢端苍白,双肺呼吸音粗,双下肺可及湿啰音,心率120次/min,心律齐,未及明显的杂音,腹平软,无压痛及反跳痛,双下肢轻度凹陷性水肿。

辅助检查:肌钙蛋白Ⅰ 8.4ng/mL,肌酸激酶同工酶MB 75U/L。肝功能检查中谷丙转氨酶256U/L,谷草转氨酶215U/L。肾功能检查中肌酐102μmol/L,尿素氮20.1mmol/L。血气分析结果示pH 7.31,PO_2 75mmHg,PCO_2 27mmHg,HCO_3^- 19mmol/L,乳酸3.1mmol/L。心电图结果提示窦性心动过速,广泛ST-T改变。心脏彩超结果提示左心功能减低(LVEF 30%),全心弥漫性运动幅度降低。

临床诊断:暴发性心肌炎,心源性休克,多脏器功能衰竭。

转入ICU行清醒VA-ECMO。

2.康复时机

行ECMO的第2天,患者神志清,精神软,鼻导管吸氧5L/min,指脉氧饱和度97%,血压112/78mmHg,去甲肾上腺素0.1μg/(kg·min),肾上腺素0.05μg/(kg·min),脉搏98次/min,呼吸22次/min,双下肺可及少许的湿啰音,心率102次/min,律齐,未及明显的杂音,双下肢轻度水肿。患者的呼吸、循环较前稳定,遂行早期重症康复。

3.康复要点

患者急性起病,病情重。目前的主要表现为暴发性心肌炎所致的心源性休克,因此心脏康复为本次康复治疗的要点。

4.康复内容

(1)康复前评定

患者为心源性休克,目前处于ECMO维持中,床旁超声提示左室流出道时间速度积分为6cm。美国纽约心脏病学会(New York Heart Association, NYHA)的心功能分级为Ⅳ级。

(2)康复诊断:心源性休克。

(3)康复方案。

1)第1天:患者神志清,用VA-ECMO维持。

● 康复措施

①四肢关节主动活动。

②阻抗运动。

a.双上肢弹力带运动:双手握住弹力带往外拉,在顶峰位置坚持3s,每组20次,共3组。

b.双下肢踝泵运动:分别做踝关节的屈伸运动和绕环运动,5min/次,共5次。

③神经肌肉电刺激。

● 护理措施:严密监测患者生命体征的变化,了解有无胸闷、气促等不适,如有异常,及时汇报医生处理。严密检查管路各衔接处及侧支以防止漏血或进空气。注意观察穿刺部位有无血肿、渗血等情况。实施康复治疗前妥善固定体外循环管路,防止意外脱出。为患者提供心理上的支持和鼓励,帮助患者积极应对疾病,保持乐观的心态。

● 营养治疗:肠内营养500kcal。

2)第5天:患者的胸闷、气促较前缓解,双肺呼吸音清,双下肺有少许的湿啰音。床旁超声提示左室流出道VTI 12cm,NYHA Ⅱ级。ECMO撤机,调整康复措施。

● 康复措施:除继续上述的康复治疗外,增加桥拱运动、主动下肢锻炼。

● 护理措施:密切监测患者的生命体征,了解其有无呼吸困难或气促加重的情况,如有异常,及时汇报医生处理。撤机后,对穿刺伤口需定期消毒并更换敷料,确保伤口干燥,预防感染及出血等并发症的发生。协助康复师为其进行康复活动,注意心理护理。

● 营养治疗:增加肠内营养至1000kcal。

3)第7天:患者在静息状态下无胸闷、气促,双肺呼吸音清,未闻及啰音。床旁超声提示左室流出道VTI 15cm,NYHA Ⅰ级。再次调整康复措施。

● 康复措施:患者进行渐进性床旁活动,开始坐于床边。协助患者转移至座椅,协助其站立和步行。

● 护理措施:密切监测患者的生命体征,了解患者有无胸闷、气促等不适,如有异常,及时汇报医生处理。鼓励患者进行有效咳嗽和深呼吸,预防肺部感染和肺不张。协助康复师为患者进行转移、站立和步行锻炼,防止发生跌倒等意外事件。关注患者的心理状态,及时解答疑问,缓解患者焦虑和恐惧的情绪,帮助患者树立康复的信心。

● 营养治疗:增加肠内营养至1500kcal。

4)第9天:患者转出ICU。

(4)出科评定。

患者无胸闷、气促。无吸氧的状态下,指脉氧饱和度97%,脉搏87次/min,呼吸19次/min,血压125/78mmHg,双肺呼吸音清,未闻及啰音。心率102次/min,律齐,未及明显的杂音,双下肢未见水肿。床旁超声提示左室流出道VTI 18cm。

二、心脏外科术后的康复

(一)心脏康复对心脏外科手术的作用及护理

1.心脏康复的作用

心脏外科手术后的早期心脏康复是心脏康复中不可或缺的一部分,可以加快患者运动耐力的恢复、预防术后并发症、缩短重返社会及家庭的时间、增强持续康复的信心,是为后期心脏康复打基础、定目标的最好时机。

2.术后护理

(1)密切观察患者生命体征及心律的变化。

(2)了解患者有无胸闷、气促等不适,观察伤口敷料的情况、引流液的量及性状,如有异常,及时汇报医生处理。

（3）监测心功能相关的辅助检查及实验室指标的变化。

（4）保持呼吸道通畅,鼓励咳嗽、咳痰,预防吸入性肺炎。

（5）预防深静脉血栓形成。

（6）维持水电解质平衡,密切观察出入量。

（7）用药护理:药物现配现用,观察用药的效果及副作用,防止输液速度过快。

（8）加强基础护理,预防压力性损伤、非计划性拔管等。

（9）加强营养,预防便秘等发生。

（10）心理护理,提高患者自我护理的能力,建立有效的社会支持系统。

（二）心脏外科术后的康复评定

1.全身状态评估:①生命体征;②末梢循环状态;③心肺的体格检查;④全身的水肿情况。

2.心功能评估:①持续心电监测;②超声心动图心功能评估;③动态心排量评估。

3.社会心理状态和生活质量的评估:①PHQ-9;②GAD-7;③躯体化症状自评量表;④PSQI。

（三）心脏外科术后康复治疗的实施

心脏外科术后的康复治疗包括:①四级早期活动与康复锻炼疗法;②心肺功能训练;③物理治疗;④中医疗法,如针灸治疗;⑤营养治疗;⑥健康宣教和心理护理。

（四）病例介绍

1.案例简介

患者,女,49岁,因"剧烈胸痛3h余"入院。

患者3h前上完厕所后出现剧烈的胸痛,位于胸骨正中,呈撕裂样,疼痛无法自行缓解。来院查胸部CT提示A型主动脉夹层,收住入院。既往有高血压病史8年余,未规律服药,血压控制不佳。

体格检查:体温36.8℃,脉搏84次/min,右上肢血压160/100mmHg,左上肢血压90/60mmHg;两肺呼吸音清,未闻及干湿啰音;心律齐,未闻及明显的杂音;腹部平软,无压痛及反跳痛,肠鸣音5次/min,双下肢未见水肿。

辅助检查:胸主动脉CTA结果提示胸主动脉夹层(Stanford A型)、心包积液。

临床诊断:A型主动脉夹层,高血压病。

急诊行"孙氏手术,主动脉窦部修补、升主动脉置换术,胸腺切除术,体外循环辅助开放性心脏手术",过程顺利,术后转入ICU。

2.康复时机

术后第1天,停止镇静、镇痛后,患者的神志尚清,目前的呼吸机参数为CPAP,FiO_2 50%,PEEP $5cmH_2O$,PS $15cmH_2O$,指脉氧饱和度96%(P/F 166mmHg),血流动力学稳定,遂于术后第1天予早期心肺康复。

3.康复要点

急性A型主动脉夹层术后常见低心输出量和低氧血症,因此,心肺康复是本次康复治疗的要点。

4.康复内容

（1）康复前评定。

患者心脏术后，行CPAP模式通气中，氧合指数166mmHg，床旁超声提示左室流出道VTI 12cm。

（2）康复诊断：急性A型夹层术后，心功能不全，Ⅰ型呼吸衰竭。

（3）康复方案。

1）第1天：患者神志清，精神软，气管插管，机械通气。

● 康复措施：以主动活动为主，辅以被动活动，治疗包括床旁脚踏车、四肢关节主/被动活动、神经肌肉电刺激。

● 护理措施：密切监测患者的生命体征及心功能指标，了解患者有无胸闷、胸痛、气促等不适，如有异常，及时汇报医生处理。做好气道护理和呼吸机管理，同时根据患者的血气分析调整呼吸机参数。采取半卧位或坐位，以利于呼吸和心功能恢复。加强基础护理和管道护理，减少感染的风险。协助康复师开展康复活动，确保患者的安全。进行心理护理，帮助患者建立信心。

● 营养治疗：肠内营养500kcal。

2）第3天：患者神志清，遵医嘱，呼吸机参数低（CPAP，FiO_2 35%，PEEP 5cmH_2O，PS 10cmH_2O），氧合改善（P/F 214mmHg），血流动力学稳定，无血管活性药物维持，脱机拔管，予调整康复措施。

● 康复措施：患者行渐进性床旁活动，开始坐于床边。协助患者转移至座椅，协助其站立、步行，同时予咳嗽训练及呼吸肌训练。

● 护理措施：严密监测患者的生命体征，了解患者有无胸闷、胸痛、气促等不适，如有异常，及时汇报医生处理。拔管后予口鼻面罩吸氧，4h内禁食，予定时翻身、叩背，鼓励患者有效咳嗽、咳痰。协助患者进行早期渐进式活动，下床时为患者连接转运辅助装置，关注患者的整体状态，避免过度疲劳，防止跌倒等不良事件的发生。鼓励患者树立战胜疾病的信心，积极配合康复治疗。

● 营养治疗：增加肠内营养至1000kcal。

3）第5天：患者转出ICU。

（4）出科评定。

患者行鼻导管吸氧，呼吸平稳，双肺未闻及啰音。P/F 306mmHg，床旁超声提示左室流出道VTI 18cm。

第3节 神经系统的重症康复

一、脑梗死的康复

(一)脑梗死的概述

1.定义

脑梗死又称缺血性脑卒中,是指在具有潜在脑血管病变的基础上,由于各种诱因致使脑血管管腔闭塞或狭窄,并且侧支循环代偿性供血达不到其生理要求的情况下,引起的急性病变脑动脉供血区域的脑组织缺血,造成脑组织坏死,导致脑神经功能障碍。

2.诊断

诊断标准包括以下5项。

(1)急性起病。

(2)局灶性神经功能缺损(一侧面部或肢体无力或麻木、语音障碍等),少数为全面神经功能缺损。

(3)症状或体征持续时间不限(当影像学显示有责任缺血病灶时),或持续24h以上(当缺乏影像学责任病灶时)。

(4)排除非血管性病因。

(5)头颅CT/MRI排除脑出血。

3.治疗

脑梗死的治疗包括:①一般治疗;②溶栓治疗;③抗血小板及抗凝治疗;④神经保护和脑水肿治疗;⑤血管内介入治疗;⑥外科手术治疗;⑦康复治疗。

4.护理

(1)密切观察患者的生命体征及神志、瞳孔和肌力的变化。

(2)了解患者有无头痛、恶心、呕吐等不适,如有异常,及时汇报给医生处理。

(3)监测脑功能相关的辅助检查及实验室指标的变化。

(4)保持呼吸道通畅,预防吸入性肺炎。

(5)预防深静脉血栓形成。

(6)维持水电解质平衡,密切观察出入量。

(7)用药护理:药物现配现用,观察用药的效果及副作用。

(8)加强基础护理,预防压力性损伤、坠床及跌倒等。

(9)加强营养,预防便秘等发生。

(10)心理护理,提高患者的自我护理能力,建立有效的社会支持系统。

(二)脑梗死的康复评定

1.全身状态评估:①生命体征;②全身皮肤状态;③全身姿态;④排除颅内高压。

2.意识评估。

（1）行为量表：①GCS；②FOUR；③CRS-R；④SMART。

（2）影像学评估：MRI、MRS、DTI、PET/CT。

（3）神经电生理评估：诱发电位（EP）、事件相关电位（ERP）、脑电图（EEG）。

3.运动评估：①肌力评定：徒手肌力评定；②肌张力评定：改良阿什沃思量表；③关节活动度评定；④运动模式评定；⑤平衡与协调功能评定。

4.吞咽功能评估。

（1）吞咽障碍筛查评估：观察、问卷、饮水试验、反复唾液吞咽试验。

（2）吞咽功能临床评估：Gugging 吞咽功能评估表。

（3）吞咽功能仪器评估：吞咽造影检查、纤维喉镜吞咽功能检查、吞咽超声波检查。

5.营养评估：①前白蛋白；②白蛋白；③NRS2002；④NUTRIC。

（三）脑梗死康复治疗的实施

脑梗死的康复治疗包括：①四级早期活动与康复锻炼疗法；②神经功能训练；③物理治疗；④中医疗法，如针灸治疗；⑤营养治疗；⑥健康宣教和心理护理。

（四）病例介绍

1.案例简介

患者，男，75岁。因"突发左侧肢体乏力2h余"入院。

患者2h余前无明显诱因下出现左侧肢体活动障碍，表现为左手不能持物，左下肢不能行走，伴言语含糊、口角歪斜。遂至当地医院就诊，查头颅平扫未见明显的异常，送至医院急诊科，急查脑动脉CTA显示右侧大脑中动脉闭塞。既往有高血压、糖尿病及心房颤动病史，自诉规律服药，血压、血糖、心率控制可。

体格检查：患者神志清，体温36.9℃，脉搏65次/min，呼吸18次/min，血压135/60mmHg，双侧瞳孔直径2mm，对光反射灵敏；双肺呼吸音粗，未闻及干湿啰音；心律绝对不齐，S1强弱不等；腹平软，无压痛及反跳痛，左侧肢体肌力2级，右侧肢体肌力5级，左侧病理反射阳性。

辅助检查：脑动脉CTA提示右侧大脑中动脉闭塞。

临床诊断：右侧大脑中动脉闭塞脑梗死，高血压病，2型糖尿病，心房颤动。

予rt-PA溶栓治疗，随后在全麻下行"经皮颅内动脉取栓术"，术后转入ICU。

2.康复时机

患者术后第1天神志清，予脱机拔管，血流动力学稳定，于术后第1天行早期重症康复。

3.康复要点

患者此次急性起病，存在左侧肢体偏瘫和吞咽功能障碍，是本次康复治疗的要点。

4.康复内容

(1)康复前评定。

1)肌力评定:右侧肢体肌力5级,左侧肢体肌力2级。

2)肌张力评定:改良阿什沃思量表的评定结果为双侧肩关节0级,双侧肘关节0级,双侧腕关节0级,双侧髋关节0级,双侧膝关节0级,双侧踝关节0级。

3)关节活动度评定:全身多处关节活动,肩关节外旋45°,肘关节屈曲135°,腕关节掌曲45°及背伸45°,髋关节外展30°,膝关节屈曲110°,踝关节跖屈30°及背伸15°。

4)吞咽评定:饮水试验3级,吞咽超声波检查阳性。

5)姿态评定:左上肢屈曲,左下肢外展外旋。

6)日常生活活动能力评定:Barthel指数0分。

(2)康复诊断:脑梗死。

(3)康复方案。

1)第1天:患者神志清,右侧肢体肌力5级,左侧肢体肌力2级,吞咽功能障碍,饮水试验3级。

- 康复措施:针对肢体偏瘫,行良肢位摆放,以主动活动为主,辅以被动活动,包括四肢关节主/被动活动、床旁脚踏车、针灸治疗、神经肌肉电刺激。针对吞咽功能障碍,予口腔感觉运动训练、吞咽肌体表低频电刺激及咽腔内电刺激。

- 护理措施:密切观察患者的生命体征,了解患者是否有头痛、呕吐、误吸等症状,如有异常,及时汇报给医生处理。做好基础护理,定期协助患者翻身,避免压力性损伤的发生。协助康复师开展各项康复活动,以促进患者神经功能的恢复。主动与患者沟通,了解其心理需求,给予心理支持和安慰。

- 营养治疗:肠内营养1000kcal。

2)第2天:患者的左侧肢体肌力3级,有所改善,饮水试验3级。

- 康复措施:除继续上述治疗外,增加双上肢弹力带运动,双腿屈曲,坐位训练,协助患者坐在床沿,进行主动下肢锻炼。

- 护理措施:密切观察患者的生命体征,了解患者是否有头痛、呕吐、误吸等症状,如有异常,及时汇报给医生处理。做好基础护理和皮肤护理,预防压力性损伤的发生。协助康复师开展康复活动,防止跌倒等意外的发生,确保患者的安全。关注患者的心理状态,给予心理疏导和支持。

- 营养治疗:增加肠内营养至1500kcal。

3)第3天:患者的左上肢肌力3级,左下肢肌力4级,饮水试验2级。

- 康复措施:除继续上述治疗外,增加协助患者转移至座椅,协助其站立和步行的训练。

- 护理措施:密切观察患者的生命体征,了解患者有无误吸等症状,如有异常,及时汇报给医生处理。鼓励患者自主完成洗漱、穿衣,以提高其自理能力。在协助患者转移至座椅、站立和步行时,避免跌倒等意外的发生。在康复训练的过程中,要注意观察患者的反应,及时调整训练强度和内容,避免过度训练而导致肌肉损伤。定期对患者的肌力、活动能力等进行评估,以了解康复效果,并根据评估结果调整护理措施。了解其心理需求,给予鼓励和支持,帮助患者树立信心。

● 营养治疗:部分自主进食+肠内营养1500kcal。

4)第4天:患者转出ICU。

(4)出科评定。

1)肌力评定:右侧肢体肌力5级,左上肢肌力3级,左下肢肌力4级。

2)肌张力评定:改良阿什沃思量表的评定结果为双侧肩关节0级,双侧肘关节0级,双侧腕关节0级,双侧髋关节0级,双侧膝关节0级,双侧踝关节0级。

3)关节活动度评定:全身多处关节活动,肩关节外旋45°,肘关节屈曲135°,腕关节掌曲45°及背伸45°,髋关节外展30°,膝关节屈曲110°,踝关节跖屈30°及背伸15°。

4)饮水试验2级。

5)姿态评定:左上肢屈曲,左下肢外展外旋。

6)日常生活活动能力评定:Barthel指数25分。

二、脑出血的康复

(一)脑出血的概述

1.定义
脑出血是指原发性非损伤性的脑实质内出血。

2.诊断
在活动中或情绪激动时突然发病,迅速出现局灶性神经功能缺损的症状以及头痛、呕吐等颅高压症状,甚至意识障碍等,结合头颅CT/MRI检查可以明确诊断。

3.治疗
脑出血的治疗分为内科治疗及手术治疗。内科治疗包括:①一般治疗;②控制血压;③控制脑水肿,降低颅内压;④止血治疗;⑤防治并发症。

4.护理
(1)密切观察患者的生命体征及神志、瞳孔和肌力的变化。

(2)了解患者有无头痛、恶心、呕吐等不适,如有异常,及时汇报给医生处理。

(3)监测脑功能相关的辅助检查及实验室指标的变化。

(4)保持呼吸道通畅,预防吸入性肺炎。

(5)预防深静脉血栓形成。

(6)维持水电解质平衡,密切观察出入量。

(7)用药护理:药物现配现用,观察用药的效果及副作用。

(8)加强基础护理,预防压力性损伤及坠床、跌倒等。

（9）加强营养,预防便秘等发生。

（10）心理护理,提高患者的自我护理能力,建立有效的社会支持系统。

(二)脑出血的康复评定

1.全身状态评估:①生命体征;②全身皮肤状态;③全身姿态;④排除颅内高压。

2.意识评估。

（1）行为量表:①GCS;②FOUR;③CRS-R;④SMART。

（2）影像学评估:MRI、MRS、DTI、PET-CT。

（3）神经电生理评估:EP、ERP、EEG。

3.运动评估:①肌力评定:徒手肌力评定;②肌张力评定:改良阿什沃思量表;③关节活动度评定;④运动模式评定;⑤平衡与协调功能评定。

4.吞咽功能评估。

（1）吞咽障碍筛查评估:观察、问卷、饮水试验、反复唾液吞咽试验。

（2）吞咽功能临床评估:Gugging吞咽功能评估表。

（3）吞咽功能仪器评估:吞咽造影检查、纤维喉镜吞咽功能检查。

5.营养评估:①前白蛋白;②白蛋白;③NRS2002;④NUTRIC。

(三)脑出血康复治疗的实施

脑出血的康复治疗包括:①四级早期活动与康复锻炼疗法;②神经功能训练;③物理治疗;④中医疗法,如针灸治疗;⑤营养治疗;⑥健康宣教和心理护理。

(四)病例介绍

1.案例简介

患者,女,80岁。因"头痛伴意识障碍5h余"入院。

患者5h余前在家中无明显诱因下出现头痛,为剧烈胀痛,伴恶心、呕吐。家属急送至当地医院就诊后患者出现意识障碍。呼之不应,予气管插管、机械通气。查头颅CT提示广泛蛛网膜下腔出血,首先考虑颅内动脉瘤破裂。急送至上级医院,查头颅CTA提示左侧大脑后动脉动脉瘤的可能性大。既往有高血压病史20余年,未规律服药,血压未监测。

入院时查体:患者处于深昏迷,体温36.8℃,脉搏67次/min,呼吸23次/min(气管插管,机械通气中),血压139/68mmHg,双侧瞳孔直径5mm,对光反射迟钝;双肺呼吸音清,未及明显的啰音;心率67次/min,律齐,未及明显的杂音;腹平软,压痛、反跳痛不配合,四肢肌力检查不合作,双侧巴宾斯基征阳性。

辅助检查:脑动脉CTA提示左侧大脑后动脉动脉瘤的可能性大,附见广泛蛛网膜下腔出血。

临床诊断:脑动脉瘤破裂伴蛛网膜下腔出血,高血压病。

患者入院后行"开颅动脉瘤夹闭术、腰大池置管引流术",术后转入ICU。

2.康复时机

患者术后第1天,神志不清,呼吸机参数低(呼吸机模式CPAP,FiO$_2$ 40%,PEEP

$5cmH_2O$,PS $10cmH_2O$),血流动力学稳定,遂予相关的早期重症康复。

3.康复要点

患者此次发病的病情危重,昏迷,行气管插管、机械通气,处于卧床状态,急性期以神经康复为本次康复治疗的要点。

4.康复内容

(1)康复前评定。

1)GCS评分:4T分(1+T+3)。

2)肌力评定:不合作。

3)肌张力评定:改良阿什沃思量表的评定结果为左侧肩关节0级,右侧肩关节1级,左侧肘关节0级,右侧肘关节1+级,双侧腕关节0级,左侧髋关节0级,右侧髋关节1级,左侧膝关节0级,右侧膝关节1+级,双侧踝关节0级。

4)关节活动度评定:全身关节被动活动无明显受限。

5)日常生活活动能力评定:Barthel指数0分。

(2)康复诊断:脑出血。

(3)康复方案。

1)第1天:患者目前神志不清,腰大池引流中,处于平卧位。

- 康复措施:以被动活动为主,行良肢位的摆放、关节松动术、四肢被动关节活动、针灸治疗、神经肌肉电刺激、经颅磁刺激。
- 护理措施:严密监测患者的生命体征、神志、瞳孔和肌力的变化。保持呼吸道通畅,气道湿化,按需吸痰,合理设置呼吸机参数,预防呼吸机相关性肺炎等并发症的发生。做好患者的基础护理和皮肤护理,防止压力性损伤的发生。在康复师的指导下,协助患者进行良肢位的摆放、关节松动术等被动活动,确保康复训练顺利进行。
- 营养治疗:肠内营养500kcal。

2)第4天:患者GCS评分为4T分(1+T+3),复查CT提示蛛网膜下腔出血较前吸收好转,遂拔除腰大池引流管,抬高床头。

- 康复措施:继续上述的康复治疗。
- 护理措施:密切观察患者的生命体征、意识状态、瞳孔及肌力变化。定期为患者翻身、拍背,促进痰液排出,预防肺部感染。腰大池引流管被拔除后,注意观察伤口的情况,确保局部清洁干燥,避免感染。协助康复师开展康复活动,避免在康复过程中出现意外。
- 营养治疗:增加肠内营养至1000kcal。

3)第6天:患者GCS评分为4T分(1+T+3),气管切开,间断脱机训练。

- 康复措施:继续上述的康复治疗。
- 护理措施:严密监测患者的生命体征、神志、瞳孔和肌力的变化。协助患者保持适当的体位,抬高床头、侧卧,以促进呼吸和痰液排出。做好气管切开的护理,保持呼吸道通畅,气道湿化,按需吸痰,防止堵塞。做好基础护理和皮肤护理,预防压力性损伤的发生。在脱机训练期间,密切观察患者的呼吸状况,记录呼吸频率、深度和血氧饱和度等指标。根据患者的耐受情况,逐步延长脱机时间,促进患者自主呼吸功能的恢复。

● 营养治疗:增加肠内营养至1500kcal。

4)第8天:患者GCS评分为5T分(2+T+3),气管切开,行气切套管内吸氧,患者转出ICU。

(4)出科评定。

1)GCS评分:5T分(2+T+3)。

2)肌力评定:不合作。

3)肌张力评定:改良阿什沃思量表的评定结果为左侧肩关节0级,右侧肩关节1级,左侧肘关节0级,右侧肘关节1级,双侧腕关节0级,左侧髋关节0级,右侧髋关节1级,左侧膝关节0级,右侧膝关节1级,双侧踝关节0级。

4)关节活动度评定:全身关节被动活动无明显受限。

5)日常生活活动能力评定:Barthel指数0分。

第4节　消化系统的重症康复:
以急性胃肠功能损伤的康复为例

一、急性胃肠功能损伤的概述

1.定义

急重症患者的胃肠道功能损伤可能包括胃肠道的运动和吸收障碍导致的黏膜完整性破坏、微生物群改变、腹内压力增加、肠系膜灌注受损等。

2.诊断

消化吸收紊乱主要表现为腹泻或肠内营养不耐受;动力障碍主要表现为腹胀,严重者可出现腹腔间室综合征;黏膜损伤可出现细菌毒素移位,触发全身的炎症反应,最终导致脓毒症或脓毒性休克。

3.治疗

有①肠内营养支持;②特殊营养物质;③维持肠道共生菌;④其他治疗;⑤病因治疗。

4.护理

(1)密切观察患者的生命体征及排便情况。

(2)了解患者有无腹痛腹胀、恶心、呕吐等不适,如有异常,及时汇报给医生处理。

(3)监测胃肠功能相关的辅助检查及实验室指标变化。

(4)保持呼吸道通畅,预防吸入性肺炎。

(5)预防深静脉血栓形成。

(6)维持水电解质平衡,密切观察出入量。

(7)用药护理：药物现配现用，观察用药的效果及副作用。

(8)协助患者进行早期活动，促进胃肠蠕动的恢复，加强基础护理，预防压力性损伤、坠床及跌倒等。

(9)调整患者的饮食方案，遵循低刺激、易消化的原则。

(10)心理护理，保持患者的休息和平静，避免其过度劳累和精神紧张。

二、急性胃肠功能损伤的康复评定

1.全身状态评估：①生命体征；②末梢循环状态；③腹部的体格检查。

2.胃排空评估：①监测胃残留量；②超声评估胃腔大小及蠕动；③急性胃肠道损伤（AGI）分级。

3.肠运动评估：①肠鸣音监测；②超声评估肠腔的大小及蠕动；③肠内营养耐受性评分表。

4.营养评估：①前白蛋白；②白蛋白；③NRS2002；④NUTRIC。

三、急性胃肠功能损伤康复治疗的实施

急性胃肠功能损伤的康复治疗包括：①四级早期活动与康复锻炼疗法；②胃肠功能训练；③物理治疗；④中医疗法，如针灸治疗；⑤营养治疗；⑥健康宣教和心理护理。

四、病例介绍

1.案例简介

患者，女，52岁。因"车祸致全身多处损伤6h"入院。

患者6h前骑车时被汽车撞伤，当时意识不清，可见呕吐物，全身多处挫裂伤，右下肢活动受限，急送至我院就诊。

体格检查：患者处于浅昏迷，贫血貌，体温36℃，脉搏112次/min，呼吸18次/min（行气管插管、机械通气），血压82/49mmHg，双侧瞳孔直径2mm，对光反射灵敏；双下肺呼吸音低，可及散在的湿啰音；心率112次/min，律齐，未及明显的杂音；腹膨隆，压痛及反跳痛不能配合，肠鸣音1次/min，骨盆分离试验阳性，右腿外旋、缩短畸形，双侧病理反射未引出。

辅助检查：血常规示血红蛋白60g/L。头胸腹+双下肢CT平扫提示蛛网膜下腔出血；多发肋骨骨折，血气胸；肝包膜下积血，大量的腹腔积液；骨盆骨折；右股骨骨折。

临床诊断：多处挫伤，蛛网膜下腔出血，血气胸，多发肋骨骨折、骨盆骨折，肝破裂，右股骨骨折，失血性休克。

患者行"腹腔镜下左半肝切除术、骨盆外支架固定术"，术后转入ICU。

2.康复时机

患者术后第1天神志清，精神软，呼吸机参数低（CPAP，FiO_2 35%，PEEP

5cmH$_2$O,PS 12cmH$_2$O),血流动力学稳定。患者存在腹胀、胃潴留、肠鸣音减弱,AGI 3级,遂于术后第1天进行早期重症康复。

3.康复要点

患者急性发病,病情危重,外伤后并发急性胃肠功能损伤。本次康复治疗的要点为胃肠功能康复,主要包括胃肠功能训练。

4.康复内容

(1)康复前评定。

1)胃肠功能评定:AGI 3级。

2)NRS2002评分:4分。

(2)康复诊断:多发伤合并急性胃肠功能损伤。

(3)康复方案。

1)第1天:患者腹胀,胃潴留,腹部膨隆,无压痛、反跳痛及肌卫,肠鸣音未及,膀胱压力15mmHg,AGI 3级。

- 康复措施:以主动活动为主,行双上肢关节主动活动、踝泵运动、针灸治疗、神经肌肉电刺激。

- 护理措施:密切观察患者的生命体征,了解患者腹胀、胃潴留和腹部膨隆是否好转,如有病情变化,及时汇报给医生处理。做好伤口护理,关注患者的伤口愈合情况,定期更换敷料,保持伤口清洁干燥,防止感染的发生。在康复过程中,密切观察患者的反应,确保康复活动的安全和有效。给予患者关心和安慰,帮助患者缓解紧张和恐惧的情绪,共同为患者的康复努力。

- 营养治疗:幽门后喂养,短肽型预消化肠内营养250kcal。

2)第3天:患者腹胀较前有所缓解,腹部稍膨隆,无压痛、反跳痛及肌卫,肠鸣音2次/min,膀胱压力12mmHg,AGI 2级。

- 康复措施:继续上述的康复治疗,增加双上肢弹力带运动。

- 护理措施:密切观察患者的生命体征,了解患者腹胀、腹部膨隆等是否好转,定期监测肠鸣音和膀胱压力。观察康复时患者的整体状态,避免过度疲劳。提供心理安慰和鼓励,帮助患者建立积极康复的心态。

- 营养治疗:幽门后喂养,短肽型预消化肠内营养增加至500kcal,增加肠外营养1000kcal。

3)第5天:患者的腹胀较前缓解,腹部平软,无压痛、反跳痛及肌卫,肠鸣音5次/min,膀胱压力4mmHg。

- 康复措施:继续上述的康复活动。

- 护理措施:密切观察患者的生命体征,定期评估患者的肠鸣音和腹部体征,协助患者进行日常生活能力训练,如刷牙、洗脸,注意保护患者的安全,避免跌倒等意外事件的发生。在康复过程中,患者有焦虑的情绪时,给予及时的鼓励和支持,帮助患者树立信心,积极面对康复的过程。

- 营养治疗:经胃管整蛋白肠内营养增加至1000kcal,减少肠外营养至500kcal。

4)第6天:拔除胃肠营养管,恢复自主经口进食,恢复部分的自主生活能力,转出ICU。

(4)出科评定。

患者摄入软食,无腹胀、腹痛,无恶心、呕吐,腹平软,无压痛、反跳痛,肠鸣音5次/min。NRS2002评分:1分。Barthel指数80分。

第5节　泌尿系统的重症康复：
以急性肾损伤的康复为例

一、急性肾损伤的概述

1.定义

急性肾损伤(AKI)是指各种原因导致肾功能在短期(数小时至数天)内迅速恶化,引起一系列的水电解质紊乱及尿素等代谢产物失衡的综合征。

2.诊断

根据2012年改善全球肾脏疾病预后组织的指南,具备以下任一条即可诊断为AKI:①48h内血肌酐升高≥0.3mg/dL(即≥26.5μmol/L);②7天内血肌酐升高至基线水平的1.5倍;③尿量<0.5mL/(kg·h)维持6h及以上。

3.治疗

有①病因治疗;②容量管理;③药物治疗;④营养治疗;⑤肾脏替代治疗。

4.护理

(1)密切观察患者的生命体征、尿量及尿液性质的变化。

(2)了解患者有无头痛、恶心、呕吐等不适,如有异常,及时汇报给医生处理。

(3)监测肾功能相关的辅助检查及实验室指标的变化。

(4)保持呼吸道通畅,预防吸入性肺炎。

(5)预防深静脉血栓形成。

(6)维持水电解质平衡,严格管理出入液量。

(7)用药护理:观察用药的效果及副作用,特别是肾毒性药物的使用,确保药物使用安全有效。

(8)加强基础护理,预防尿路感染、压力性损伤、坠床、跌倒等的发生。

(9)加强营养,预防便秘等发生。

(10)心理护理,提高患者的自我护理能力,建立有效的社会支持系统。

二、急性肾损伤的康复评定

1.全身状态评估:①生命体征;②末梢循环状态;③肾脏的体格检查;④全身的

水肿情况。

2.营养评估：①前白蛋白；②白蛋白；③NRS2002；④NUTRIC。

三、急性肾损伤康复治疗的实施

急性肾损伤的康复治疗包括：①四级早期活动与康复锻炼疗法；②泌尿功能训练；③物理治疗；④中医疗法，如针灸治疗；⑤营养治疗；⑥健康宣教和心理护理。

四、病例介绍

1.案例简介

患者，女，62岁。因"少尿3天，双下肢浮肿1天"入院。

3天前患者因发热而自行多次服用退烧药"布洛芬"后出现少尿，每天排尿1~2次，每次约200mL，无尿频、尿急、尿痛，无腰背疼痛，无尿血，当时未予重视。1天前患者出现双下肢浮肿，胃纳差，无胸闷气急，无皮肤巩膜黄染，来院就诊。既往有"尿失禁"病史。

体格检查：患者神志清，精神软，体温36℃，脉搏102次/min，呼吸23次/min，血压146/78mmHg；双肺呼吸音粗，双下肺可及少许的湿啰音；心率102次/min，律齐，未及明显的杂音；腹平软，无压痛、反跳痛及肌卫，双侧病理反射未引出，双下肢轻度凹陷性水肿。

辅助检查：血生化结果示肌酐305.3μmol/L，钾6.82mmol/L。血气分析结果示pH 7.31，PO_2 84mmHg，PCO_2 32mmHg，HCO_3^- 16mmol/L。

临床诊断：急性肾衰竭，高钾血症。

患者药物利尿后的效果不佳，转入ICU行CRRT。

2.康复时机

患者入科后立即予床旁CRRT，患者神志清，呼吸、循环稳定，遂于入科第1天开始早期重症康复。

3.康复要点

患者有急性肾损伤，另有"尿失禁"病史，本次的康复治疗要点为肢体肌肉力量、耐力训练和膀胱功能锻炼。

4.康复内容

（1）康复前评定。

1）日常生活活动能力评定：Barthel指数70分。

2）24h尿量200mL。

3）电解质：钾6.82mmol/L。肾功能：肌酐305.3μmol/L。

（2）康复诊断：急性肾损伤。

（3）康复方案。

1）CRRT上机时

①第1天:患者神志清,精神软,24h尿量200mL,留置导尿。

● 康复措施:Valsalva排尿、盆底肌肉锻炼、针灸疗法维持膀胱功能,另予四肢关节主动运动、双上肢弹力带训练、双下肢踝泵运动、神经肌肉电刺激。

● 护理措施:密切监测患者的生命体征以及肾功能指标,了解患者有无恶心、皮肤瘙痒等不适的症状,如有异常,及时汇报给医生。维持体液平衡,避免液体过多或过少而对肾脏造成负担。做好血透导管的护理、基础护理和皮肤护理,预防感染的发生。协助患者在床上完成刷牙、洗脸、进食,提高其生活自理的能力。协助康复师进行康复活动。关注患者的心理状态,给予鼓励和支持。

● 营养治疗:患者自主经口进食。

②第3天:患者神志清,精神软,24h尿量600mL,留置导尿。

● 康复措施:除完成上述活动外,增加盆底肌电刺激;在CRRT间歇期,进行桥拱运动、主动双下肢床旁脚踏车。

● 护理措施:密切监测患者的生命体征及肾功能指标,了解患者有无乏力、纳差等不适,如有异常,及时汇报给医生。维持体液平衡,避免液体过多或过少而对肾脏造成负担。做好血透导管的护理、基础护理和皮肤护理,预防感染的发生。观察患者对康复训练的反应,注意运动过程中的安全保护,避免患者受伤。心理护理,帮助患者树立战胜疾病的信心。

● 营养治疗:患者自主经口进食。

2)CRRT下机后

①第6天:患者的尿量逐渐增多,24h尿量1500mL,血肌酐较前下降,肾功能较前好转,尿失禁有所改善,予拔除尿管及血透导管。

● 康复措施:继续上述康复,增加扳机点排尿治疗,患者行渐进性床旁活动,开始床边坐。协助患者转移至座椅,协助患者站立和步行。

● 护理措施:密切监测患者的生命体征及肾功能指标,了解患者有无排尿不适,如有异常,及时汇报给医生。观察每日尿量的变化,以便及时了解肾功能恢复的情况。做好血透导管拔除后的伤口护理,保持伤口清洁干燥,避免感染。在康复过程中,要注意保护患者的安全,避免跌倒等意外的发生。向患者解释拔除导管的意义,减轻其焦虑情绪,保持情绪稳定。

● 营养治疗:患者自主经口进食。

②第8天:患者转出ICU。

(4)出科评定。

1)日常生活活动能力评定:Barthel指数90分。

2)患者自行排尿,24h尿量2000mL。电解质:钾3.78mmol/L。肾功能:肌酐125μmol/L。

第6节　精神障碍的重症康复

一、谵妄的康复

(一)谵妄的概述

1.定义

ICU患者发生的谵妄是指入住ICU的非精神疾病患者经历一系列的应激后出现的一种中枢神经系统的急性功能性障碍,常表现为定向力障碍、注意力不集中、昼夜颠倒、烦躁不安及恐惧,发生率高达45%～87%。

2.诊断

(1)精神状态的急剧变化(或精神状态波动)。

(2)注意力不集中。

(3)思维杂乱。

(4)意识水平变化。

诊断标准:满足1+2+(3或4),即可临床诊断谵妄。

3.治疗

(1)病因治疗:寻找原发病因并尽可能及时消除。

(2)非药物预防:护理人员采取频繁的定向、早起活动、睡眠方案,包括白天开灯、晚上关灯,安全及时地解除限制和移除导尿管,尽量减少不必要的噪声,给予恰当的社会心理学的治疗。

(3)药物疗法。

1)要对患者当前的用药情况进行彻底检查,并特别注意镇静药物,尤其是苯二氮䓬类、阿片类和抗胆碱能药物。应采用RASS评估目标导向镇静,以获得准确、一致性的剂量,有助于避免这些药物的过度使用。

2)美国危重症医学会推荐使用多巴胺受体拮抗剂和氟哌啶醇来治疗ICU患者的谵妄;右美托咪定在预防和治疗ICU患者的谵妄方面有一定的优势,但心率慢、血压低的患者需谨慎使用。

3)应每日中断患者连续或间断静脉输注镇静药,以确定他们是否仍需镇静管理,这有助于减少谵妄的发生。

4.护理

(1)密切观察患者的生命体征。

(2)评估患者的意识水平、注意力、定向力以及记忆力的变化,如有异常,及时汇报给医生处理。

(3)监测相关的辅助检查及实验室指标的变化。

(4)保持呼吸道通畅,预防吸入性肺炎。

(5)预防深静脉血栓形成。

(6)确保患者处于安全、舒适的环境中,减少刺激和干扰,如调整室内光线、温度、声音等。

（7）用药护理：遵医嘱使用抗精神病药物和镇静药物，观察用药的效果及副作用，药物现配现用。

（8）加强基础护理，预防压力性损伤、坠床及跌倒等的发生。

（9）加强营养，提供均衡的饮食和充足的水分，确保患者的营养需求得到满足。

（10）心理护理，帮助患者缓解焦虑和恐惧，增强自信心和应对能力，建立有效的社会支持系统，与患者家属保持沟通，共同关心和支持患者的康复过程。

（二）谵妄的康复评定

1.全身状态评估：①生命体征；②意识水平、认知功能。

2.谵妄状态评估：①GCS；②ICU意识模糊评估法；③重症监护谵妄筛查量表（ICDSC）；④多模态神经电生理评估。

（三）谵妄康复治疗的实施

谵妄的康复治疗包括：①四级早期活动与康复锻炼疗法；②认知功能训练；③物理治疗；④中医疗法，如针灸治疗；⑤营养治疗；⑥健康宣教和心理护理。

（四）病例介绍

1.案例简介

患者，女，98岁，因"摔倒致左髋部疼痛伴活动受限1天"入院。

患者1天前行走时不慎摔倒，左髋部着地，当时即感左髋部剧烈疼痛，呈持续性锐痛，难以忍受，逐渐肿胀，活动受限，无法站立行走，遂来院就诊。

入院查体：患者的意识清晰，体温36.7℃，脉搏98次/min，呼吸23次/min，血压145/65mmHg；双肺呼吸音清，未及明显的啰音；心率98次/min，律齐，未及明显的杂音；腹平软，无压痛、反跳痛及肌卫。左侧髋部明显肿胀，压痛明显，左下肢外旋畸形，比右下肢短缩约1cm，纵向叩击痛阳性，左髋部活动受限，左足背动脉搏动正常。

辅助检查：X线平片提示左股骨粗隆间骨折。

初步诊断：左股骨粗隆间骨折。

患者行"左侧髋关节置换术"后转入ICU。

2.康复时机

患者行"左侧髋关节置换术"后转入我科，麻醉苏醒后成功撤离呼吸机。患者出现谵妄，早期予谵妄相关的康复治疗。

3.康复要点

患者手术后转入ICU，出现谵妄，本次的康复治疗要点为认知功能训练。

4.康复内容

（1）康复前评定。

1）ICDSC评分：4分。

2）ICU意识模糊评分：阳性。

3）日常生活活动能力评定：Barthel指数0分。

(2)康复诊断:ICU 患者谵妄。

(3)康复方案。

1)第1天:患者易激惹,情绪激动,不能有效配合,予右美托咪定镇静。

- 康复措施:适当约束患者,并给予家属的陪伴,安抚患者的情绪,减少外界灯光、声音的刺激,改善患者的睡眠情况。
- 护理措施:密切监测患者的生命体征及神志的变化。耐心沟通,尽量满足患者的合理需求,缓解其紧张情绪。减少外界灯光、声音的刺激,保持ICU内环境安静、舒适。定期清洁和消毒病房,保持空气新鲜,减少感染的风险。协助患者翻身,注意观察患者的皮肤状况,防止压力性损伤等并发症的发生。确保患者的安全,翻身后注意拉上床栏。定期开展心理支持活动,帮助患者和其家属了解谵妄的原因、治疗方法和康复过程,增强信心。
- 营养治疗:肠内营养1000kcal。

2)第2天:患者的谵妄状况稍有好转,能与医护人员进行有效沟通,但偶尔出现定向障碍。

- 康复措施:鼓励患者主动表达自己的想法,引导患者开口交流,完成书写、手工等日常生活能力的训练。
- 护理措施:密切观察患者的生命体征和神志的变化。耐心与患者沟通,给予积极的反馈和鼓励,增强患者的自信心和表达意愿。定期进行定向能力训练,让患者指出病房的门窗、钟等物品所在的位置,增强其空间感知能力。鼓励患者自主完成穿衣、洗漱、进食,提高生活自理能力。适时进行心理支持与情绪疏导,以促进患者的康复进程。
- 营养治疗:自主进食。

3)第3天:患者目前谵妄症状完全好转,转出ICU。

(4)出科评定。

1)ICDSC评分:0分。

2)ICU意识模糊评分:阴性。

3)日常生活活动能力评定:Barthel指数70分。

二、创伤后应激障碍的康复

(一)创伤后应激障碍的概述

1.定义

创伤后应激障碍(PTSD)是指个体暴露在严重的心理创伤事件后迟发出现或持续存在的一类以精神障碍和神经递质紊乱为主要特征的心身疾病。其中,严重的心理创伤事件包括个体自身生命健康安全遭受损害或威胁、目睹他人实际死亡或严重创伤、生活事件超过个体承受能力等。

2.诊断

(1)6个月内经历严重的心理的创伤事件,包括直接经历或目睹亲密家庭成员、朋友发生的创伤性事件。

(2)创伤性事件后出现以下症状并持续1个月以上:①创伤再体验;②回避;③负性心境;④警觉及反应性提高。

(3)排除酒精、药物作用及其他的生理性疾病所致的以上症状。

3.治疗

(1)心理治疗:①认知行为疗法;②延迟暴露疗法;③团体心理治疗;④精神动力学心理治疗;⑤眼动脱敏再处理。

(2)药物治疗:①抗抑郁药;②苯二氮䓬类药物;③抗惊厥药;④非典型抗精神病药;⑤甲状腺素。

4.护理

(1)密切观察患者的生命体征及情绪状态。

(2)了解患者有无再体验、回避和警觉性增高的症状,如闪回、噩梦、失眠、易怒等,如有异常,及时汇报给医生处理。

(3)用药护理:遵医嘱使用抗焦虑药、抗抑郁药、抗精神病药,并观察药物作用和不良反应。

(4)加强基础护理、风险评估和干预,提供安全舒适的环境,预防压力性损伤、坠床及跌倒等。

(5)心理护理,建立良好的护患关系,帮助患者纠正负性认知,协助患者学习应对技能,建立家庭社会的正向干预。

(二)创伤后应激障碍的康复评定

1.全身状态评估:①生命体征;②精神状态。

2.神经电生理检查:肌电图、诱发电位。

3.量表评定。

(1)PTSD结构式诊断量表:①临床用PTSD诊断量表(CAPS);②PTSD症状量表-访谈版(PSS-I);③PTSD结构式访谈(SI-PTSD)。

(2)PTSD自陈式问卷:①创伤后应激宾夕法尼亚量表;②战争相关密西西比量表;③创伤后诊断量表;④PTSD清单(PCL);⑤PTSD自评量表(PCL-C)。

(3)通用心理评测量表:①自评:抑郁自评量表(SDS)、焦虑自评量表(SAS);②他评:汉密尔顿抑郁量表(HAMD)、汉密尔顿焦虑量表(HAMA)、神经精神病学临床评定表(SCAN)。

(三)创伤后应激障碍康复治疗的实施

PTSD的康复治疗包括:①四级早期活动与康复锻炼疗法;②精神状态的改善训练;③物理治疗;④中医疗法,如针灸治疗;⑤营养治疗;⑥健康宣教和心理护理。

(四)病例介绍

1.案例简介

患者,男,61岁,因"外伤致全身多处肿痛不适7h余"入院。

患者7h前骑三轮车被汽车撞伤,当时有头痛,呈持续性右侧头部钝痛,有头晕、恶心、呕吐,呕吐物为胃内容物,且胸部疼痛,伴轻微的胸闷不适。CT检查提示硬膜下血肿,颧骨骨折,左侧肋骨骨折伴左侧气胸。

体格检查:患者神志清,体温36.7℃,脉搏71次/min,呼吸18次/min,血压114/62mmHg。头皮裂伤,止血包扎中,四肢多处皮肤擦伤;双肺呼吸音粗,未闻及干、湿啰音;心律齐,未及明显的杂音;腹软,无压痛及反跳痛,双侧巴宾斯基征阴性。

辅助检查:颅脑+胸腹CT平扫提示①右侧顶部硬膜外血肿,右侧额顶部硬膜下血肿,右侧顶叶及左侧叶挫裂伤,顶骨右侧骨折,右侧顶枕部及两侧面颊部软组织挫伤;②左侧少许气胸伴肺组织受压,纵隔稍右偏,左侧肋骨多发骨折,两肺多发挫伤,右肺中叶轻度支扩伴炎症;③上腹部CT平扫未见明显的挫裂伤征象。

临床诊断:创伤性硬膜下血肿,硬膜外血肿,脑挫伤,顶骨骨折,头皮裂伤,肋骨骨折,创伤性气胸,肺挫伤。

患者因"多发伤"转入ICU。

2.康复时机

患者的生命体征平稳,出现PTSD,早期予应激障碍相关的康复治疗。

3.康复要点

患者入科后表现为PTSD,本次的康复要点为精神状态的改善训练。

4.康复内容

(1)入科评定。

1)焦虑情绪评分:HAMA评分为33分。

2)抑郁情绪评分:HAMD评分为28分。

3)创伤后应激障碍症状评分:PCL-C评分为23分(高警觉8分+再体验8分+回避/麻木7分)。

4)日常生活活动能力评定:Barthel指数0分。

(2)康复诊断:创伤后应激障碍。

(3)康复方案。

1)第1天:患者焦虑,情绪低落。

● 康复措施

①针对焦虑情绪:进行放松训练。听轻音乐,音乐以舒适的低音量为主;指导深呼吸,指导患者采取舒适的体位,将注意力放在呼吸上,让患者处于舒适放松、安静平和的状态。

②针对抑郁情绪:使患者表达车祸出现时的心理情绪,采取情绪疏导,对其表现的情绪表示认同理解,告知患者出现应激反应为正常的现象,告知缓解方法,保证其情绪合理释放。

● 躯体运动康复方案:行双腿屈曲坐位训练,协助患者坐在床沿,进行主动下肢锻炼。

● 护理措施:密切监测患者的生命体征,鼓励患者表达内心的感受,认真倾听,表示理解和同情。协助患者进行日常生活能力训练,如穿衣、洗漱、进食。根据患者的体力状况,协助康复师合理安排活动的时间和强度,避免过度劳累。确保患者所处环境的安全,避免潜在的危险因素。夜间为患者熄灭明亮的灯光,提供耳塞、眼罩,帮助患者建立良好的睡眠习惯,以促进患者的康复。加强与患者家属的沟通,解释病情和康复过程,争取家属的支持和配合。

● 营养治疗:自主进食。

2)第4天:患者的焦虑较前有所改善,情绪较前稳定,转出ICU。

(4)出科评定。

1)焦虑情绪评分:HAMA评分19分。

2)抑郁情绪评分:HAMD评分8分。

3)应激性障碍症状评分:PCL-C评分14分(高警觉5分+再体验5分+回避/麻木4分)。

4)日常生活活动能力评定:Barthel指数80分。

第7节　其他危重症疾病的康复

一、脊髓损伤的康复

(一)脊髓损伤的概述

1.定义

脊髓损伤是指由各种原因引起的脊髓结构、功能的损害,造成损伤平面以下的运动、感觉、自主神经功能障碍。

2.诊断

通过询问病史和体格检查,再借助X线平片、CT、MRI、体感诱发电位、运动诱发电位等相关的检查,可明确脊髓损伤的部位及严重程度。

3.治疗

(1)合适的固定:颌枕带牵引或持续颅骨牵引。

(2)减轻脊髓水肿和继发性损害:糖皮质激素、甘露醇、高压氧等。

(3)手术治疗:解除对脊髓的压迫,恢复脊柱的稳定性。

4.护理

(1)密切观察患者的生命体征及神志、瞳孔和肌力的变化。

(2)了解患者有无放射痛、肌肉痉挛等不适感,如有异常,及时汇报给医生处理。

(3)监测神经功能相关的辅助检查及实验室指标的变化。

(4)保持呼吸道通畅,预防吸入性肺炎。

(5)预防深静脉血栓形成。

(6)维持水电解质平衡,密切观察出入量。

(7)用药护理:药物现配现用,观察用药的效果及副作用。

(8)加强基础护理,定时改变体位,对瘫痪的肢体保持关节功能位,预防肌肉萎缩、关节僵硬及压力性损伤的发生。

(9)加强营养,预防便秘等发生。

(10)心理护理,提高患者的自我护理能力,建立有效的社会支持系统。

(二)脊髓损伤的康复评定

1.全身状态评估:①生命体征;②感觉、运动、反射功能。

2.损伤平面评定:①感觉平面评定——关键感觉点痛觉和轻触觉检查;②运动平面评定——徒手肌力检查。

3.脊髓损伤程度评定:依据美国脊髓损伤协会分级。

4.脊柱稳定性评估。

(三)脊髓损伤康复治疗的实施

脊髓损伤的康复治疗包括:①四级早期活动与康复锻炼疗法;②脊髓神经功能训练;③物理治疗;④中医疗法,如针灸治疗;⑤营养治疗;⑥健康宣教和心理护理。

二、ICU 相关关节功能障碍的康复

(一)ICU 相关关节功能障碍的概述

1.定义

ICU 相关关节功能障碍是指由于危重症因素导致的关节活动范围减少或运动无力,不能满足正常功能的需要。

2.诊断

因长期卧床、制动、脓毒症、机械通气、多脏器功能衰竭等危重症因素导致患者出现不同程度的肌肉萎缩、关节腔粘连挛缩、关节软骨退行性改变,进而出现关节活动受限,影响整个肢体的功能。

3.治疗

ICU 相关关节功能障碍的治疗目前无特效的方法,以综合治疗为主。主要包括:①原发病的治疗;②避免长期使用糖皮质激素和神经阻滞剂;③营养治疗;④控制血糖;⑤合理镇静、镇痛;⑥合理使用约束具。

4.护理

(1)制定适应患者的关节活动度训练方法,包括被动训练和主动训练。

(2)定期监测电解质的变化,严格管理出入量。

(3)加强血糖管理,根据预设的目标血糖值密切观察及监测患者的血糖变化。

(4)制定个性化的镇静、镇痛管理目标。

(5)对营养饮食进行管理,提供足够的热量和蛋白质,加强ICU患者的早期营养。

(6)注意观察约束部位的血运情况,每2h定期放松,及时评估约束具使用的必要性,尽早解除。

(二)ICU相关关节功能障碍的康复评定

1.全身状态评估:①生命体征;②末梢循环状态;③四肢关节形态。

2.运动评估:①肌力评定:徒手肌力评定;②肌张力评定:改良阿什沃思量表;③关节活动度评定;④运动模式评定;⑤平衡与协调功能评定。

3.营养评估:①前白蛋白;②白蛋白;③NRS2002;④NUTRIC。

(三)ICU相关关节功能障碍康复治疗的实施

ICU相关关节功能障碍的康复治疗包括:①四级早期活动与康复锻炼疗法;②关节功能训练;③物理治疗;④中医疗法,如针灸治疗;⑤营养治疗;⑥健康宣教和心理护理。

(四)病例介绍

1.案例简介

患者,男,55岁,因"车祸伤后四肢无力6h"入院。

患者6h前遭遇车祸,伤后感觉四肢无力,双下肢不能活动,双上肢略能活动,无意识障碍,无呼吸费力,来院就诊,查颈椎MRI提示颈6~7平面颈髓损伤。

体格检查:患者神志清,精神软,体温37.8℃,脉搏105次/min,呼吸16次/min,血压105/60mmHg;双肺呼吸音粗,可闻及干湿啰音;心律齐,未及明显的杂音;腹软,压痛、反跳痛不配合,双上肢肌力2级,双下肢肌力0级,双侧病理反射阴性。

辅助检查:颈椎MRI提示颈椎退行性变,颈4~7椎间盘突出,黄韧带肥厚,椎骨相对狭窄;颈6~7平面颈髓损伤;颈后软组织水肿。

临床诊断:颈髓损伤,高位截瘫,颈椎间盘突出,颈椎椎管狭窄。

入院后在脊柱外科行"前入路颈椎间盘切除+椎管减压植骨融合内固定+脊髓神经根粘连松解术",术后转入ICU。

2.康复时机

入科第3天,患者停用镇静、镇痛药物,神志清楚,呼吸机参数低(CPAP,FiO$_2$30%,PEEP 5cmH$_2$O,PS 10cmH$_2$O),手术医生评估脊柱稳定,切口愈合良好,遂开始早期重症康复治疗。

3.康复要点

患者处于高位截瘫,本次的康复要点为脊柱和关节相关的康复治疗。

4.康复内容

(1)康复前评定。

1)ASIA分级:球-肛门反射阴性,肛门深压觉消失,肛门自主收缩消失。

2)感觉:C6支配区域感觉减退,T3及以下感觉消失。

3)运动:双上肢肌力2级,双下肢肌力0级,四肢肌张力均减低。

4)反射:双侧腹壁反射未引出,提睾反射未引出,肱二头肌腱反射双侧正常存在,肱三头肌腱反射双侧减弱,膝腱反射双侧消失,跟腱反射双侧消失;髌阵挛双侧阴性,踝阵挛双侧阴性;巴宾斯基征双侧阴性。

5)关节活动度评定:四肢关节活动度正常。

6)日常生活活动能力评定:Barthel指数0分。

(2)康复诊断:颈髓损伤,高位截瘫。

(3)康复方案。

1)第1天:患者神志清,精神软,行气管插管、机械通气,双上肢肌力2级,双下肢肌力0级。

- 康复措施:摆放良肢位,四肢主/被动活动,关节活动度维持,膈肌起搏,神经肌肉电刺激,针灸治疗,床旁脚踏车。

- 护理措施:密切监测患者的生命体征。保持呼吸道通畅,定时为患者叩背和体位引流,以促进肺部痰液的排出,预防肺部感染。根据患者的呼吸频率、深度和血氧饱和度,及时调整通气参数,以维持患者的呼吸稳定。做好患者的良肢位的摆放,防止颈椎错位和关节屈曲萎缩。在摆放良肢位时,应确保头部、颈部和肩部的一致性活动,避免过度牵拉和扭曲。同时,定期更换体位,避免长时间保持同一姿势,以减少对脊髓的压迫和损伤。协助康复师为患者开展康复活动,以促进肌肉力量和关节活动度的恢复,但要注意运动幅度和力度,避免过度运动导致的损伤。患者的心理压力大,需给予患者关心和鼓励,帮助其建立积极的心态,面对康复过程中的困难和挑战。

- 营养治疗:肠内营养1000kcal。

2)第5天:患者气管切开,双上肢肌力3级,双下肢肌力0级。

- 康复措施:除继续上述的治疗外,增加上肢弹力带运动和咳嗽训练。

- 护理措施:密切监测患者的生命体征,定时评估患者的四肢肌力情况,做好气管切开的护理。协助患者进行咳嗽训练,定时为患者翻身、拍背,以促进肺部扩张和痰液排出,预防肺部感染。协助患者进行日常活动训练,如穿衣、进食,以提高其生活自理的能力。做好基础护理和皮肤护理,防止压力性损伤的发生。及时了解患者的需求和困扰,提供心理安慰和支持,鼓励患者积极参与康复活动。

- 营养治疗:增加肠内营养达1500kcal。

3)第8天:患者已脱机,在气切套管处吸氧下呼吸平稳,双上肢肌力3级,双下肢肌力1级。

- 康复措施:除继续上述治疗外,增加坐位训练,每天2次,每次30min。

- 护理措施:密切监测患者的生命体征,做好气管切开的护理,确保气切套管处的清洁和通畅,避免感染。观察患者的排尿情况,确保尿液排出顺畅。协助患者进行日常生活能力训练,如穿衣、进食。做好心理护理,帮助患者摆脱焦虑的情绪,帮助患者更好地恢复健康。

- 营养治疗:增加肠内营养达2000Kcal。

4)第10天:患者转出ICU。

(4)出科评定。

1)ASIA:球-肛门反射阴性,肛门深压觉消失,肛门自主收缩消失。

2)感觉:C6支配区域感觉减退,T3及以下感觉消失。

3)运动:双上肢肌力3级,双下肢肌力1级,四肢肌张力均减低。

4)反射:双侧腹壁反射未引出,提睾反射未引出,肱二头肌腱反射双侧正常存在,肱三头肌腱反射双侧减弱,膝腱反射双侧消失,跟腱反射双侧消失;髌阵挛双侧阴性,踝阵挛双侧阴性;巴宾斯基征双侧阴性。

5)关节活动度评定:四肢关节活动度正常。

6)日常生活活动能力评定:Barthel指数0分。

三、ICU获得性衰弱的康复

(一)ICU获得性衰弱的概述

1.定义

ICU-AW也称为ICU获得性肌无力,实质是神经肌肉功能障碍,多是在危重症疾病的基础上由镇静、制动、机械通气、高血糖、脓毒症等特定的危险因素引起的神经传导受损、肌肉萎缩、肌力下降等疾病,最终导致肌无力的发生与发展。

2.诊断

ICU-AW的病因及临床表现复杂。目前,临床上常通过临床评估、神经肌肉电生理学检查、神经肌肉病理学检查等手段进行综合诊断。

(1)临床评估:主要是在回顾危重症患者治疗的过程中的神经肌肉情况、药物治疗史及神经肌肉既往病史的基础上,对肌力进行相应的检测。其中以MRC分级法的应用最为广泛。MRC分级法通过对腕、肘、肩、踝、膝及髋6个关节的双侧12个肌群进行评估,将肌力分为6级,从0分(完全没有收缩反应)至5分(肌力完全正常),总分为60分。MRC总分<48分即可诊断为ICU-AW;总分<36分时则为重度ICU-AW。

(2)神经肌肉电生理学检查:神经传导速度测定、重复电刺激实验、直接肌肉刺激等。

(3)神经肌肉病理学检查:常可发现原发性肌损害,如肌球蛋白丝丢失等。

(4)生物标记物:磷酸肌酸激酶、神经丝的血浆水平在ICU-AW患者中有所升高,具有一定的辅助诊断价值。

3.治疗

有①原发病的治疗;②以血糖正常化为目的的胰岛素治疗;③缩短制动时间;④重症患者的康复;⑤合适的营养支持;⑥早期活动。

4.护理

(1)密切观察患者的生命体征及肌力的变化。

(2)了解患者有无肌肉萎缩、关节僵硬等衰弱迹象,如有异常,及时汇报给医生处理。

（3）监测营养相关的辅助检查及实验室指标的变化。

（4）保持呼吸道通畅,鼓励咳嗽、咳痰,预防吸入性肺炎。

（5）预防深静脉血栓形成。

（6）维持水电解质平衡,密切观察出入量。

（7）用药护理:药物现配现用,观察用药的效果及副作用。

（8）加强基础护理,提供安全的康复环境,预防压力性损伤、跌倒、坠床等的发生。

（9）加强营养,提供足够的热量和蛋白质,预防营养不良。

（10）加强心理护理,与患者及其家属建立有效的沟通机制,提供心理支持,减轻患者的焦虑和恐惧,提高患者的自我护理能力和家属的参与度。

(二)ICU获得性衰弱的康复评定

1.全身状态评估:①生命体征;②肌力评估。

2.MRC分级法。

3.肌电图。

4.病理诊断。

(三)ICU获得性衰弱康复治疗的实施

ICU-AW的康复治疗包括:①四级早期活动与康复锻炼疗法;②肌力训练;③物理治疗;④中医疗法,如针灸疗法;⑤营养疗法;⑥健康宣教和心理护理。

(四)病例介绍

1.案例简介

患者,女,70岁,因"持续发热2天,伴血压下降4h"转入ICU。

患者半个月前因"脓毒症"在外院ICU住院治疗,病情稳定后脱机困难。2天前再次出现发热,最高体温为40.1℃,伴畏寒、寒战,右上肢PICC置管处的皮肤红肿热痛,伴头晕、恶心,全身乏力,出现血压下降,最低为78/45mmHg,遂转至上级医院。半年前因"乳腺癌"行手术治疗,术后留置右上肢PICC,并行化疗5次。

体格检查:患者神志清,急性面容,体温38.2℃,脉搏102次/min,呼吸20次/min(行气管插管、机械通气),血压83/59mmHg。右侧乳房及右侧腋窝各有一长约7cm的陈旧性手术瘢痕,右上肢既往PICC置管处可见发红和少许的脓性分泌物,压之疼痛。双肺呼吸音粗,可及散在的湿啰音;心率102次/min,律齐,未及明显的杂音;腹平软,无压痛、反跳痛,肠鸣音3次/min,双下肢未见水肿。

辅助检查:血常规结果示白细胞计数 18×10^9/L,血红蛋白121g/L,血小板计数 203×10^9/L。血气分析结果示pH 7.28,PO_2 56mmHg,PCO_2 26mmHg,HCO_3^- 16mmol/L,乳酸3.4mmol/L。胸部CT提示两肺多发斑片状浸润影,部分实变,双侧胸腔有少量的胸腔积液。

临床诊断:导管相关性感染,脓毒性休克,ICU获得性衰弱,乳房恶性肿瘤个人史。

患者的病情危重,血流动力学不稳定,转入ICU治疗。

2.康复时机

患者的生命体征平稳,行低条件机械通气治疗,遂予早期重症康复。

3.康复要点

患者的脓毒性休克而导致ICU-AW,本次的康复要点为肌力训练。

4.康复内容

(1)康复前评定。

1)日常生活活动能力评定:Barthel指数60分。

2)肌力评定:MRC分级34分。

3)膈肌超声评估:厚度1.2mm,膈肌厚度变化率为15%,活动度1.2cm。

(2)康复诊断:ICU获得性衰弱。

(3)康复方案。

1)第1天:患者神志清,精神软,气管插管,机械通气。

- 康复措施:主动四肢关节活动,四肢主动抗阻运动,神经肌肉电刺激,膈肌起搏,针灸治疗,床旁脚踏车。
- 护理措施:密切监测患者的生命体征,做好气道护理与呼吸机管理。根据患者的呼吸频率、深度以及血氧饱和度,及时调整通气参数。定期协助患者更换体位,避免长时间保持同一姿势,减少肌肉和关节的僵硬和疼痛。做好基础护理和皮肤护理,防止压力性损伤的发生。协助康复师开展康复活动,确保患者安全的同时,鼓励和安慰患者,逐步恢复肌肉力量和功能,提高生活质量。
- 营养治疗:肠内营养1000kcal。

2)第3天:患者神志清,精神可,行气管插管、机械通气,MRC分级45分。

- 康复措施:继续上述的康复治疗,同时患者开始床边坐。协助患者转移至座椅,协助患者站立和步行。
- 护理措施:密切观察患者的生命体征,确保患者气管插管的安全与稳定,避免管道脱落或移位。监测机械通气的效果,根据血气分析的结果调整呼吸机参数。在协助患者转移至座椅、站立和步行时,确保动作平稳、缓慢,避免患者因体位改变而出现不适或意外。做好患者的心理护理,帮助其提高战胜疾病的信心。
- 营养治疗:肠内营养1000kcal。

3)第5天:患者神志清,精神可,拔除气管导管,鼻导管吸氧,MRC分级50分。

- 康复措施:继续上述的康复措施,增加上肢哑铃训练、弹力带运动、咳嗽训练、呼吸肌训练。
- 护理措施:严密观察患者的生命体征,了解患者有无呼吸困难等不适,防止喉头水肿或其他呼吸道并发症的发生。定期协助患者翻身、拍背,鼓励其自主进食、穿衣,锻炼其生活自理能力。协助康复师为患者开展肌力训练,根据患者的MRC分级和体力状况,逐步调整训练强度。给予患者充分的心理支持,鼓励患者树立信心,积极配合治疗与康复。

● 营养治疗:增加肠内营养达1500kcal。

4)第7天:患者的病情稳定,转出ICU。

(4)出科评定。

1)日常生活活动能力评定:Barthel指数80分。

2)肌力评定:MRC分级58分。

3)膈肌超声评估:厚度2.3mm,膈肌变化率为45%,活动度1.9cm。

第4章

重症康复的展望

围绕人工智能、机器人和虚拟现实技术,神经
科学和脑机接口技术,以及基因技术,展望重
症康复技术的发展前景。

重症康复是医学领域中的一个重要分支,它致力于帮助那些因疾病或意外事件而失去身体功能的患者重返正常的生活。随着人工智能、神经科学、虚拟现实技术及基因技术等新兴学科的发展,重症康复的前景越来越广阔。

一、人工智能、机器人和虚拟现实技术的发展

1.重症康复模式的质变

人工智能将给重症康复的模式带来全新的变化。在重症康复领域中,人工智能可能应用在以下几个方面。首先,可以用于康复方案的制定。通过已构建的成熟的康复大模型,制定出针对性更强的康复方案。这些方案可以根据患者的反馈不断调整和优化,从而达到更好的康复效果。其次,可以用于康复辅助设备的智能化。这些设备可以根据患者的身体状况和需要自动调整的参数,为患者提供更加精准的康复辅助。最后,还可以用于康复效果的预测和评估。人工智能通过分析患者的数据资料,预测和评估患者的康复效果,及时反馈,进行优化调整。另外,智能化康复机器人亦是目前重症康复的新热点。它是一种结合了人工智能和机器人技术的新型康复设备,通过智能化的控制系统,对重症患者进行个性化的康复训练;也可以通过控制和反馈系统,精准监测,使康复训练更加安全、有效。大量的智能化康复机器人应用于临床的全新模式备受期待,也必将让人耳目一新。

2.智能康复护理变现

随着重症康复的不断发展,智能化的康复护理在临床工作中将大量出现,其主要包括以下几个方面。①全息监测:人工智能可以通过传感器和监测设备对患者进行全场景实时监测,实现24h不间断的监护,帮助准确、及时判断患者的健康状况。②身心护理:人工智能可以通过语音识别、自然语言处理等技术,与患者进行沟通和交流,提供心理疏导和情感支持。这可以帮助患者缓解焦虑、抑郁等不良情绪,提升康复体验。③真实体验:虚拟现实技术模拟各种日常生活场景和运动环境,使患者可以沉浸在愉悦的虚拟环境中,分散注意力,减轻疼痛感。同时,该技术还能为患者提供个性化的认知和精神功能训练方案,让患者获得真实、直观的康复训练体验。

二、神经科学和脑机接口技术的发展

神经科学在重症康复领域的应用备受关注,其目前的研究进展为重症康复提供了新的思路和方法。通过对神经科学的研究,科学家们可以深入了解大脑的工作原理,开发出更加有效的康复治疗方案,帮助重症患者恢复运动、感觉和认知等方面的能力。脑机接口技术是目前最火热的神经科学的研究之一,它通过直接连接大脑和外部设备,实现了大脑和计算机之间的直接通信。在重症康复领域,脑机接口技术的应用正逐渐展现出巨大的潜力,其通过实现患者用意念控制康复设备,将康复形式由既往患者被动接受转变为患者主动参与,这更加符合患者的主观意愿,减少患者对康复活动的抗拒,有助于增强患者对康复预后的信心。由于脑机接口技术增加了患者

的主观能动性,患者可根据自身状况自我调整康复的持续时间和强度,能有效提高康复效果,并且在一定程度上减少不恰当的康复带来的危害,如强度过大导致患者不耐受等。

三、基因技术的发展

基因技术通过调控患者的基因表达,修复受损的细胞和组织,促进组织再生和功能恢复,提高患者的免疫力,减少并发症,促进患者更快地脱离危重状态。帮助患者恢复受损的神经、肌肉和骨骼,加速康复进程,缩短ICU的住院时间。

最后,在未来的重症康复领域,我们将看到更多的科技创新和医学进步。随着各种新理念、新技术、新方法的不断出现和发展,重症患者的康复治疗将越来越个性化、高效化和数智化。我们相信,这些技术的应用将为重症患者带来更多的希望和可能,促进他们的生理和心理康复。同时,我们也需要注意,技术只是手段,最终的目的是让患者恢复身心健康,提高生活质量。因此,我们需要继续推进重症康复领域的基础和临床研究,加强康复医疗团队的协作和沟通,让科技创新和医学进步真正造福于重症患者。我们相信,在全社会的共同努力下,重症康复领域将会有更广阔的前景,迎来更加美好的未来!

参考文献

曹钰,柴艳芬,邓颖,等. 中国脓毒症/脓毒性休克急诊治疗指南(2018). 临床急诊杂志,2019,20(1):567-588.

陈孝平,汪建平,赵继宗. 外科学. 9版. 北京:人民卫生出版社,2018.

陈雪云,张祝蓉. 腹腔高压综合征与多器官功能障碍综合征相关性的研究进展. 广东医学,2018,39(3):409-412.

陈真,周明成,吴毅,等. 重症康复医学(重症监护后的遗留问题及康复治疗).上海:上海科学技术出版社,2018.

关骅,张光铂. 中国骨科康复学. 北京:人民军医出版社,2011.

黄坤立,朱金堂,刘会敏. 高压腹腔全腔压力测量及其临床需求.中国围手术医学杂志,2017,17(2):208-210.

黄晓琳. 颅脑损伤康复. 北京:人民卫生出版社,2018.

黄晓琳,燕铁斌. 康复医学. 6版. 北京:人民卫生出版社,2018.

贾建平,苏川. 神经病学. 8版. 北京:人民卫生出版社,2018:194-210.

李洁琼,张蜜,韩娟,等. 脓毒症管理指南更新解读——护理需要关注的变化.护士进修杂志,2020,35(20):1879-1882.

李乐之,路潜. 外科护理学. 7版. 北京:人民卫生出版社,2021.

李露寒. 成人重型颅脑损伤的护理管理. 中国临床神经外科杂志,2021,26(10):807-809.

励建安,许光旭. 脊髓损伤康复学. 北京:人民军医出版社,2013.

刘大为. 实用重症医学. 2版. 北京:人民卫生出版社,2017.

刘芳. 神经重症护理实践的持续发展与思考. 中华现代护理杂志,2023,29(13):1687-1694.

刘洁. 综合护理干预对中风后抑郁患者生活质量的影响. 现代诊断与治疗,2019,30(15):2730-2732.

莫乐荣. 急性呼吸窘迫综合征的护理进展. 世界最新医学信息文摘,2015,15(40):48-49.

潘化平,冯慧.重症康复临床工作手册.北京:电子工业出版社,2023.

邱海波,杨毅,黄英姿.ICU监测与治疗技术.2版.上海:上海科学技术出版社,2018.

舒彬.创伤康复学.北京:人民卫生出版社,2010.

孙仁华,黄东胜.重症血液净化学.杭州:浙江大学出版社,2015.

孙同文.中国成人急性呼吸窘迫综合征(ARDS)诊断与非机械通气治疗指南(2023).中国研究型医院,2023,10(5):9-24.

谭沁,李颖川.术后谵妄预防措施的研究进展.医学综述.2020,26(6):1166-1170.

汤红艳,唐林,段文映,等.颅脑损伤的护理.健康必读,2019(7):134.

王仲,魏捷,朱华栋,等.中国脓毒症早期预防与阻断急诊专家共识.临床急诊杂志,2020,21(7):517-529.

夏娟娟,马治亚,张雪梅,等.探讨人性化优质护理服务在呼吸衰竭护理中的临床效果.中国卫生标准管理,2015,6(16):219-220.

亚洲急危重症协会中国腹腔重症协作组.重症病人胃肠功能障碍肠内营养专家共识(2021版).中华消化外科杂志,2021,20(11):1123-1136.

杨富,方芳.ICU获得性衰弱诊断与评估的研究进展.中华危重病急救医学,2021,33(12):1533-1536.

姚咏明,黄立锋,林洪远.《2008国际严重脓毒症和脓毒性休克治疗指南》概要.中国危重病急救医学,2008,20(3):135-138.

姚咏明,张卉.改善脓毒症患者长期预后的康复治疗对策.中华烧伤与创面修复杂志,2022,38(3):201-206.

叶娟,杨锐,刘美连,等.ICU获得性衰弱的护理研究进展.全科护理,2023,21(18):2502-2505.

尤黎明,吴瑛.内科护理学.7版.北京:人民卫生出版社,2022.

张海燕,李仁芳,陈晓洁,等.基于6h复苏目标理论的护理干预对脓毒症患者生活质量及各项功能的影响.中国中西医结合急救杂志,2019,26(5):615-618.

张抒扬,韩雅玲,许顶立.中国心力衰竭诊断和治疗指南2024.中华心血管病杂志,2024,52(3):235-275.

张文武.急诊内科学.北京:人民卫生出版,2017.

张延龄,吴肇汉.实用外科学.北京:人民卫生出版社,2012.

中国脑梗死急性期康复专家共识.实用心脑肺血管杂志,2016,24(2):39.

中国医学装备协会呼吸病学装备专业委员会,中国残疾人康复协会肺康复专业委员会中青年肺康复专业学组,中国康复医学会危重症康复学组.气管切开患者的管理和康复治疗推荐意见.中华结核和呼吸杂志,2023,46(10):965-976.

中华医学会神经病学分会,中华医学会神经病学分会脑血管病学组.中国急性缺血性脑卒中诊治指南2014.中华神经科杂志,2014,48(4):246-257.

中华医学会神经病学分会,中华医学会神经病学分会神经康复学组,中华医学会神经病学分会脑血管病学组.中国脑卒中早期康复治疗指南.中华神经科杂志,

2017,50(6):405−412.

周良辅. 现代神经外科学. 2版. 上海:复旦大学出版社,2015.

朱劲松,吕冬梅,王静. 临床护理专业理论与实践能力. 北京:人民卫生出版社,2017.

EVANS L,RHODES A,ALHAZZANI W,et al. Surviving sepsis campaign international guidelines for management of sepsis and septic shock. Intensive Care Med,2021,47(11):1181−1247.

KHO M E,BERNEY S,CONNOLLY B. Physical rehabilitation in the intensive care unit:past,present,and future. Intensive Care Med,2023,49(7):864−867.

NAKANISHI N,LIU K,KAWAKAMI D,et al. Post−intensive care syndrome and its new challenges in Coronavirus Disease 2019(COVID−19)pandemic:a review of recent advances and perspectives. J Clin Med,2021,10(17):3870.

SCHWEICKERT W D,HALL J. ICU−acquired weakness. Chest,2007,131(5):1541−1549.

SCHWEICKERT W D,PATEL B K,KRESS J P. Timing of early mobilization to optimize outcomes in mechanically ventilated ICU patients. Intensive Care Med,2022,48(10):1305−1307.

SCHWEICKERT W D,POHLMAN M C,POHLMAN A S,et al. Early physical and occupational therapy in mechanically ventilated,critically ill patients:a randomized controlled trial. Lancet,2009,373(9678):1874−1882.

SMITH J M,LEE A C,ZELEZNIK H,et al. Home and community−based physical therapist management of adults with post−intensive care syndrome. Phys Ther,2020,100(7):1062−1073.

SPIES C D,KRAMPE H,PAUL N,et al. Instruments to measure outcomes of post−intensive care syndrome in outpatient care settings − Results of an expert consensus and feasibility field test. J Intensive Care Soc,2021,22(2):159−174.

VAN GASSEL R J J,BAGGERMAN M R,VAN DE POLL M C G. Metabolic aspects of muscle wasting during critical illness. Curr Opin Clin Nutr Metab Care,2020,23(2):96−101.

VESTER L B,HOLM A,DREYER P. Patients' and relatives' experiences of post−ICU everyday life:a qualitative study. Nurs Crit Care,2022,27(3):392−400.

WANG B,HE X,TIAN S,et al. Influence of early multidisciplinary collaboration on prevention of ICU−acquired weakness in critically ill patients. Dis Markers,2022,23(2):96−101.

WANG Y T,LANG J K,HAINES K J,et al. Physical rehabilitation in the ICU:a systematic review and meta−analysis. Crit Care Med,2022,50(3):375−388.

附　录

附录一
康复治疗方法教学视频

一、仪器辅助康复训练

电动直立床的康复治疗方法

床旁脚踏车的康复治疗方法

神经肌肉电刺激的康复治疗方法

膈肌起搏的康复治疗方法

振动排痰的康复治疗方法

双下肢气压泵的康复治疗方法

二、非仪器辅助康复训练

呼吸运动的康复治疗方法

翻身、拍背的康复治疗方法

肋间肌松动的康复治疗方法

弹力带运动的康复治疗方法

肩关节被动运动的康复治疗方法

肘、腕关节被动运动的康复治疗方法

髋关节被动运动的康复治疗方法

膝、踝关节被动运动的康复治疗方法

踝泵运动的康复治疗方法

站坐运动的康复治疗方法

平衡功能训练的康复治疗方法

附录二

缩略词表

缩略词	英文全称	中文全称
A/C	assist/control	辅助控制通气
ACT	activated clotting time of whole blood	激活全血凝固时间
AECOPD	acute exacerbation of chronic obstructive pulmonary disease	慢性阻塞性肺疾病急性发作
AED	automated external defibrillator	自动体外除颤器
AGI	acute gastrointestinal injury	急性胃肠道损伤
AKI	acute kidney injury	急性肾损伤
ARDS	acute respiratory distress syndrome	急性呼吸窘迫综合征
ASIA	American Spinal Injury Association	美国脊髓损伤协会
BIPAP	bilevel positive airway pressure ventilator	双水平气道正压通气
BIS	bispect ral index	脑电双频指数
CAPS	clinician–administered ptsd scale	PTSD 诊断量表
CBF	cerebral blood flow	脑血流
CI	cardiac index	心指数
CO	cardiac output	心输出量
COPD	chronic obstructive pulmonary disease	慢性阻塞性肺疾病
CPAP	continuous positive airway pressure	持续气道正压通气
CRS–R	the coma recovery scale–revised	改良后昏迷恢复量表
CVC	central venous catheterization	中心静脉置管术
CPR	cardiopulmonary resuscitation	心肺复苏
CRRT	continuous replacement therapy	连续性肾脏替代治疗
CTA	computed tomography angiography	计算机体层血管成像
DTI	diffusion tensor imaging	弥散张量成像
ECCO$_2$R	extracorporeal carbon dioxide removal	体外二氧化碳去除
ECMO	extracorporeal membrane oxygenation	体外膜肺氧合
EEG	electroencephalogram	脑电图
EP	evoked potential	诱发电位
ERP	event–related potential	事件相关电位
FOUR	full outline of unresponsiveness	全面无反应量表
GAD–7	generalized anxiety disorder	广泛性焦虑量表
GCS	Glasgow coma scale	格拉斯哥昏迷量表

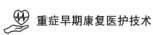

续表

缩略词	英文全称	中文全称
HAMA	Hamilton anxiety scale	汉密尔顿焦虑量表
HAMD	Hamilton depression scale	汉密尔顿抑郁量表
HFNO	high flow nasal cannula oxygen	经鼻高流量氧疗
HFOS	high flow oxygen system	高流量系统给氧
IABP	intra-aortic balloon pump	主动脉内球囊反搏
ICDSC	intensive care delirium screening checklist	重症监护谵妄筛查清单
ICP	intracranial pressure	颅内压
ICU-AW	intensive care unit acquired weakness	ICU获得性衰弱
LFOS	low flow oxygen system	低流量系统给氧
LVEF	left ventricular ejection fraction	左室射血分数
M-PTSD	Mississippi scale for combat-related PTSD	战争相关密西西比量表
MRC	medical research council	医学研究委员会
MRI	magnetic resonance imaging	磁共振成像
MRS	magnetic resonance spectroscopy	磁共振波谱成像
NBO	normobaric oxygen	常压氧疗
NYHA	New York Heart Association	纽约心脏病学会
PCL	PTSD checklist	PTSD清单
PCL-C	the PTSD chesklist-civilian version	PTSD自评量表
PEEP	positive end expiratory pressure	呼气末正压
PET/CT	positron emission tomography-computed tomography	正电子发射计算机体层成像
PHQ-9	patient health questionnaire	抑郁筛查量表
PICC	peripherally inserted central venous catheter	经外周静脉穿刺的中心静脉导管
PiCCO	pulse indicator continuous cardiac output	脉搏指示持续心输出量监测
PS	pressure support	压力支持
PSQI	Pittsburgh sleep quality index	匹兹堡睡眠质量指数
PSS-I	PTSD symptom scale interview	PTSD症状量表-访谈版
PTDS	post-traumatic diagnosis scale	创伤后诊断量表
PTSD	post-traumatic stress disorder	创伤后应激障碍
RASS	Richmond agitation-sedation scale	躁动镇静评估表
SAS	self-rating anxiety scale	焦虑自评量表
SCAN	schedule for clinical assessment in neuropsy-chiatry	神经精神病学临床评定表
SDS	self-rating depression scale	抑郁自评量表
SI-PTSD	structured interview for PTSD	PTSD结构式访谈
SMART	sensory modality assessment and rehabilita-tion technique	感觉模式评估与康复技术表
TCP	temporary cardiac pacing	心脏临时起搏